中成药实战速成

邓文斌 张志伟 主编

中国科学技术出版社
·北京·

图书在版编目（CIP）数据

中成药实战速成 / 邓文斌，张志伟主编 . — 北京：中国科学技术
出版社，2023.5

ISBN 978-7-5236-0051-1

Ⅰ.①中… Ⅱ.①邓… ②张… Ⅲ.①中成药 Ⅳ.① R286

中国国家版本馆 CIP 数据核字 (2023) 第 036106 号

策划编辑	韩　翔
责任编辑	于　雷
文字编辑	李琳珂
装帧设计	佳木水轩
责任印制	徐　飞

出　　版	中国科学技术出版社
发　　行	中国科学技术出版社有限公司发行部
地　　址	北京市海淀区中关村南大街 16 号
邮　　编	100081
发行电话	010-62173865
传　　真	010-62179148
网　　址	http://www.cspbooks.com.cn

开　　本	710mm×1000mm　1/16
字　　数	169 千字
印　　张	15
版　　次	2023 年 5 月第 1 版
印　　次	2023 年 5 月第 1 次印刷
印　　刷	北京长宁印刷有限公司
书　　号	ISBN 978-7-5236-0051-1/R·2992
定　　价	45.00 元

编著者名单

主　编　邓文斌　张志伟

副主编　蒋梦蝶　熊　媛　吴秀敏

编　者　（以姓氏笔画为序）

王　忠　卢　媛　刘　鹏

刘馥溧　郝伟星　原向红

黄　艳　喻凤鸣

内容提要

本书是作者二十多年应用中成药的经验总结，根据其在喜马拉雅平台公开讲授的内容整理而成。

书中所载的中成药多是实用性强、临床经验可复制的品种。作者基于自身经验归纳了辨证要点、临床运用、禁忌证等内容，总结运用感悟的同时，附以医案说明。作者进一步扩大了每种中成药的应用范围，通过辨证，应用一种中成药治疗多种疾病。如葛根汤颗粒除了治疗风寒表实证的感冒，还可以治疗同属风寒表实证的鼻塞、痤疮、痛经、颈椎病等。此外，作者对书中收录的中成药进行了系统分类与剖析，帮助读者便捷检索、轻松学习。

本书可作为中医药爱好者家庭保健、防病治病的参考书，也适合药店从业人员、执业中药师等中医药从业人员阅读参考。

序

自 2019 年 10 月中共中央、国务院发布《关于促进中医药传承创新发展的意见》以来，中医药在健康中国建设中的独特作用不断强化。党的二十大报告提出，要"促进中医药传承创新发展"，这充分体现了党中央对中医药发展的高度重视，同时也为中医药事业的发展提供了根本遵循。

COVID-19 大流行期间的临床实践表明，中医药是疫情防控"中国方案"不可或缺的重要组成部分。中成药作为中医药学宝库的重要组成部分，具有效果好、使用方便、花费少等优点，已得到越来越多群众的认可。

年初，邓文斌老师将《中成药实战速成》的书稿送来。赋闲时在家研读，最后竟爱不释手。邓文斌老师一直服务基层，每日看病、读书、总结，在网络平台免费授课，为传播中医经方做出了一定的贡献。近年来，他出版了不少中医临床实战经验的作品，着实可喜可贺。本书是他平时运用中成药看病的心得，此前在喜马拉雅平台的公开课广受欢迎，经其弟子张志伟、蒋梦蝶、熊媛、吴秀敏及团队成员整理而成。

本书编写颇具特色。其一，对经典中成药的总结更加全面。邓文斌老师将传统经典方剂制成的中成药按系统分类，进行了归纳、总结，如四逆散、五积丸、大柴胡胶囊等。其二，用经方医生的视角来分析中成药。邓文斌老师作为具有丰富临床经验的中医师，对中成药的分析注重从临床出发，更具实践意义。其三，书中介绍每种药，都会从方剂的来源开始，辨证要点抓得准确、形象，然后介绍临床运用，举一反三，最后附以医案，更是画龙点睛，可作为学习历代名方绝佳的参考书。

对临床工作者、医学生、中医药爱好者而言，本书都称得上是非常好的读物，对发掘中医药的时代价值、增强中医药发展的底气和信心大有裨益。

欣喜之余，乐为之序。

四川省中医药信息学会会长　王　茹

前　言

中成药者，姓中也。

用好中成药，必须解决中成药姓什么的问题。中成药是在中医药理论指导下，以中药饮片为原料，按规定的处方和标准制成的，具有一定规格的剂型。中成药有着悠久的历史，临床应用非常广泛，在防病、治病、保障健康方面发挥着重要作用。中成药的处方是根据中医理论，针对某种病症或症状制订的，因此运用时需依据中医药理论来辨证选药，或辨病辨证相结合来选药。可以直接使用，简单方便。我国的中成药数量很多，基本可以满足人们的需求。但同一品种换个包装或商标的重复生产情况很多，选用时需要认真甄别。

日本汉方制造的中成药有两方面值得我们借鉴。首先是制药思路，日本汉方制造中成药的思路是真正在中医理法指导下生产前人留下的好方，好方才有好的中成药。其次，是制药技术，过硬的产品质量，才能打造出受全世界追捧的"日本汉方"品牌。

中成药者，源于方也。

中医讲究理法方药，理法下面是方剂，方剂下面才是药，这是铁的事实，也是中医特色。中成药是有来源的经方、名方、验方的产物，里面含有理法，有千千万万中医师的疗效验证，是单味药无法替代的。我们广义经方团队肩负历史责任感，按事实说话，公正点评各种中成药；在乱象中找出经方中成药、历代名方中成药，还原其原始名称与功效，按照方证的内涵书写，扩大这些中成药的应用范围。比如，桂枝颗粒、葛根汤颗粒、五积丸等。

中成药者，双刃剑也。

中药的毒性与西药的毒性不同，有广义狭义之分。狭义的是毒性指含毒的药，如川乌、附片、半夏；广义的毒性是指药物的偏性。中医治疗疾病正是利用中药的偏性纠正人体的偏性。如三黄片中的黄连、黄芩、大黄都是味苦、性寒凉的，适用于大便干燥、小便黄赤、口舌生疮、口臭、皮肤痈疽等火热性病症；如果用于虚寒性病症，不但发挥不了作用，还会加重病情。中成药是个好东西，但必须掌握一些中医基础理论、中医诊断、中医方剂知识、中药知识，才能用好中成药。所以我们在书中着重介绍了中成药的来源、组成、服用方法、辨证要点、临床运用、运用感悟、禁忌证，并附有相应医案。

中成药者，根在千家万户也。

中医、中药、中成药来源于劳动人民，是无数劳动人民在生产生活中的实践结果，是智慧精华的汇集；也是广大劳动人民在使用中医中药时感受其效果。因此，中医药的发展离不开广大劳动人民。黄煌教授提出"经方惠民"，让中医回归民间。我们广义经方团队，与其他中医人一样热爱生命，热爱祖国，热爱这个美好时代，愿将推广和宣传中医药文化作为自己的追求，为中医药的发展和传承贡献自己的力量。我们希望团结其他中医人士一起推广中医，推广经方，惠民科普，在线上线下开办公开课，让中成药进入千家万户，让更多人感受中医魅力。

邓文斌

癸卯年初夏于绵州康和堂养心斋

目　录

第1章 中医四诊

一、望诊

中医学诊断方法分为望、闻、问、切，统称为四诊。医者运用视觉，对人体全身和局部的一切可见征象，以及排泄物等进行有目的地观察，以了解健康或疾病状态的方法，称为望诊。望诊的内容主要包括：观察人的神、色、形、态、舌象、络脉、皮肤、五官九窍等情况，以及排泄物和分泌物的形、色、质、量等。舌诊和面部色诊虽属头面五官，但因舌象、面色反映内脏病变较为准确，故实用价值较高。在中医发展历程中逐渐形成了面部色诊、舌诊两项中医独特的传统诊法。

（一）精神

精神的强弱，基于正气的盛衰，正气充实则精神不疲，目光精彩，言语明朗，神思不乱，呼吸平静，虽有临时急症，预后多良。反之，正气衰弱则精神萎靡，目光暗淡，语声低怯，神思不定，气促，虽然临时病势不重，但须防生变端。

精神充实的患者，信心足，自主力强，少忧虑，耐痛苦，能与疾病作坚强的斗争，这对治疗是一个有利的条件。

（二）气色

察色包括面部和全身皮肤，分为青、赤、黄、白、黑五种，依据五行学说分属五脏，并将内脏分配在面部各部。比如赤为火之色，主热，认为肝热病者左颊先赤；肺热病者右颊先赤；心热病者颜先赤；肾热病者颧先赤；脾热病者鼻先赤。这些有其准确的一面，但不能执此一端论定。

临床上常见：面部色青，为小儿急惊，为痰喘重症；青黑为寒痛；色白为气虚，为亡血；色黄为湿气，兼目黄为黄疸；色赤为肝火上逆，为阳明实热，色赤独见两颧者为阴虚火亢；色黑为水气，为女劳疸，妇女眼眶四角色黑者为带下病。

在察色的同时必须察气，气分浮沉、清浊、微甚、散抟、泽夭五类。其色现于皮肤间的为浮，主病在表；隐于皮肤内的为沉，主病在里；明朗的为清，主病在阳，重滞的为浊，主病在阴；浅淡的为微，主病轻，深浓的为甚，主病重；疏散的为散，主病将愈；凝聚的为抟，主病未已；鲜明的为泽，主病吉，枯槁的为夭，主病凶。通过对气的观察，将会更深刻地认识色，例如风温病的面色多清朗，出现红色亦浮泛在表；湿温病则面色晦浊，黄而带黑。又如黄疸病，黄而鲜明如橘子色的为阳黄，黄而像烟熏的为阴黄。

察色不仅于诊断病邪有用，与正气亦极有关系。凡是营养缺乏的患者面上不会有华色，疲劳过度的、久病体弱的也不会容光焕发。所以气色相合，可以鉴别疾病，也可测知患者体力的强弱。

除了气色相合以鉴别疾病外，还可以与症候结合起来以验气色的顺逆，例如胁肋胀痛，或小儿惊痫搐搦，均为肝病，色以青黄面泽为顺，纯白为逆。咳嗽气喘，或盗汗遗精，或骨蒸潮热，均为肺肾虚证，色以黄白为顺，纯赤为逆。

（三）舌部

察舌是望诊中重要的一环。舌和舌苔的定义：舌是舌质；苔是舌质上的一层薄垢，如地上所长的霉苔，故称舌苔。看舌质可以辨别脏气的虚实，看舌苔可以辨别胃气的清浊和外感时邪的性质。总的说来，观察舌质和舌苔的变化，能知疾病的性质及正气和邪气的消长情况。

察舌是相当细致的，舌与苔须分看，又须合看。兹为便于说明，分述如下。

舌质分淡、红、绛、紫、蓝五色。质地淡白为虚寒证，或为大失血后极度贫血的现象。鲜红为温热证，或为阴虚火旺；舌尖红为上焦热盛，或心火上炎；舌边红为肝热。红甚为绛，即深红色，多为邪热入营。紫红为三焦俱热极，紫而晦暗为瘀血蓄积，淡紫而青，并较湿润者为寒邪直中肝肾的阴证。蓝舌亦称青舌，蓝而滑者为阴寒证，干燥者为瘀热证，均为凶险之候。

舌边缘有锯齿状痕迹，是水分过多引起的浮肿。舌面龟裂为水分不足。舌歪斜，脑血管障碍的征兆。舌震颤，表示身体衰弱。舌大而厚为体内水分过多。舌小而薄为体内水分不足。

舌苔的不同部位对应的身体脏腑。以五脏来分，舌尖属心，舌根属肾，中心属肺胃，两旁属肝胆。以三焦来分，舌尖属上焦，舌中属中焦，舌根属下焦。

在谈病理的舌苔之前，应首先谈一下正常的舌苔。正常人的舌苔，除了个别人的舌苔因体质及嗜好等不同不尽一致外，一般以舌质红润，上罩薄白苔，不干不湿为正常。但多痰多湿的人，舌苔往往较厚；阴虚内热体质的人，舌苔多带微黄；嗜酒吸烟的人，舌苔比较黄腻，或带灰黑；吃奶的婴儿又多白腻带滑。还有属于先天性的舌光无苔，或舌苔花剥，或舌多裂纹，必须一一问明，只要平常如此，也无病证，都属正常范围。

舌苔分白、黄、灰黑色。①白苔：薄白而滑，为感冒初起；白滑黏腻，为内有痰湿；白而厚腻，为湿浊极重；白如积粉，为温疫秽浊重；白腻如碱，为食滞夹湿浊郁伏。白苔在外感上多为表证。②黄苔：淡黄而不干者，为邪初传里；黄腻为湿热；黄而垢腻，为湿盛于热；老黄焦裂，为热盛于湿。③灰黑苔：但灰而薄腻滑润，为停饮或直中阴寒；灰之甚为黑，黑苔干燥，为热炽伤津，火极似水；滑润者则为阳虚寒盛，水来克火。

饮食能使舌苔变色，如初进豆浆、牛奶多见白腻；饮橘子汁多变淡黄；食青果、酱菜等多变灰黑。这种变色，大多浮在舌苔上，不关舌质，称为"染舌"，于诊断上不足为据。

除了观察舌质和舌苔的颜色外，还要辨别老嫩、干润、软硬、战痿、厚薄、松腻、荣枯、胀瘪。舌坚敛苍老属实，浮胖娇嫩属虚；干为津枯，润为津液未伤；软属气液自滋，硬属脉络失养；战为颤动，属虚属风，痿为软不能动，属正气虚弱；苔薄属表邪初感，厚属里邪已深；松者无质，属正足化邪，腻为有地，属秽浊盘踞；荣为有光彩，病见皆吉，枯为无神，病见多凶；胀为胖肿，属水湿，瘪为瘦缩，属心虚或内热消烁。

舌上全部无苔，称为光舌，多为阴虚，光如去膜猪腰，为肝肾阴分极伤。舌苔中间缺少一块，称为剥苔，赤为阴虚有热，剥蚀如地图状，称为花剥，多为温疫湿热伤阴。舌光有裂纹，或舌苔燥裂，均为津液损伤。舌生红刺或红点，均为内热极重。舌起白点如泡，饮食刺痛，称为疳，为胃热；生白衣如霉腐，逐渐蔓延，称为糜，多见于热恋阴伤之症。

当分别观察舌质和舌苔变化以后，两者必须结合考虑，才能全面，例如舌绛是邪热入营，倘兼黄白苔者，为气分之邪未尽；白苔红底，为湿遏热伏，不可一味清营。又如舌腻是湿，黄是入胃化热，倘若厚腻而黄，舌质不红，仍以化湿为要；相反，舌腻不润，舌质已露娇红，便须防止化热伤津，虽厚却不可用辛燥化湿。诸如此类，变化极多，不能专顾一面。

（四）形态

观察患者的形体、姿态、动作，对于诊断也有很大的帮助。如肥人多痰湿，瘦人多内热；一臂不举为痹病，半身不遂为中风；膝部屈伸不便，行时佝偻，为筋病；不能久立，行时振掉，为骨病；卧时身轻能转侧的为阳病，身重不能转侧的为阴病；常屈一足或蜷曲而卧的多为腹痛证；循衣摸床，撮空理线，为神气散乱；四肢拘急，角弓反张，为痉病及小儿惊风等。

（五）其他部分

望法是诊断的第一步，凡是目力所能观察到的地方，都属望诊范围。如目赤为热，目黄为黄疸，目斜视者多为肝风。鼻塞流涕为感冒，鼻孔干燥，黑如烟熏为阳毒热深，鼻孔扇张为肺风或肺绝。口噤不语为痉，口角歪斜为中风。全身各个部位望诊的具体表现如下。

1. 眼部的望诊

(1) 眼部周围：眼皮浮肿为内脏（肾脏、肠胃、心脏）功能降低而导致体内水分囤积。黑眼圈为血液含有过多老旧废物致使眼睛周围变得暗沉。眼睛下方的皱纹是老化现象之一。眼眶凹陷为身体能量的过度消耗。内眼睑泛白是贫血的症状。眼皮上冒出黄白色小痘子，为胆固醇过高。

(2) 眼睛本身：眼白泛黄是肝胆出现毛病的征兆，多为黄疸。眼白产生血丝是肝脏过度紧张，造成血管充血扩张。针眼多为免疫力衰退的征兆。

(3) 眼睛功能：睡眠时眼睛无法完全闭合多为肠胃不良导致全身肌肉衰退。眼睛容易疲劳多为肝脏的功能低下。

(4) 眼睛的分泌物：眼眵若是黄色的，多为脓，炎症的体现。眼睛干涩容易引发眼疾。泪液过多，多为肝脏功能减弱，容易流泪。

2. 口部的望诊

(1) 嘴部周围：嘴角破裂，可能是胃发炎而引起的假性食欲。嘴角四周冒痘，可能是肠胃功能虚弱。嘴唇干涩，为体温上升引起的。唇色过白是血液不足的征兆。唇色过红是体内囤积过多的热。

(2) 口腔内的症状、分泌物：口腔炎症是免疫力降低的证据。口臭有多种原因，如胃炎旺盛、消化不良、鼻炎、牙龈疾病、齿垢等。感觉口干舌燥且口水黏稠，多为全身水分不足。早晨起床时发现枕边有一滩口水，多为肠胃衰弱。

3. 鼻部的望诊

(1) 鼻子的状态：鼻子的大小表示呼吸功能的强弱；鼻翼扇动表示呼吸不顺。

(2) 鼻子的皮肤状态：鼻头冒痘可能是呼吸道出现疾病；鼻头很红是饮酒过量的信号。

(3) 鼻子的分泌物：根据鼻子分泌物的不同类型来治疗感冒；鼻塞若置之不理，可能导致全身缺氧；容易流鼻血多因肠胃衰弱。

4. 颊部的望诊

(1) 面色：面颊赤红发热表示体温调节功能失常；面颊苍白表示体内氧气供应不足。

(2) 皮肤的状态：颧骨部位的皱纹，多因紫外线照射；脸颊上的痘，需注意饮食是否过量或便秘；脸颊毛孔粗大，多因皮脂减少。

5. 牙齿的望诊

(1) 牙齿的状态：容易蛀牙是骨质疏松的前兆；牙齿呈现灰色，多为牙齿内部正在形成蛀牙。

(2) 牙龈的状态：牙龈红肿，多为胃炎或疲劳；牙龈容易出血，多为牙龈发炎或是肠胃虚弱。

6. 头发的望诊

(1) 发质：发质变细，有贫血倾向或老化现象。少年秃，可能因脂肪摄取过量使得毛发枯竭。落发过多，可能看出疾病的先兆。少年白，多因缺锌和缺钙。头发出现卷曲，多为发质变细。分叉、断裂过多，可能为贫血或营养不良等。

(2) 头皮的状态：头皮屑过多，分"干性"（补铁、蛋白质）

和"油性"（提高脂代谢，补充维生素 B）两种类型。头皮松软缺乏弹性属于浮肿症状。

7. 指甲的望诊

(1) 指甲的形状：指甲有纵向裂痕，多为老化所形成的"皱纹"。指甲上有横向裂痕，表示过去身体不适的记录。指甲容易断裂，多因贫血或肝脏功能不佳。匙状指甲，是身体的求救信号，多为严重贫血、子宫肌瘤、子宫内膜症，最好做详细检查。杵状指甲（压迫变形往前展开的感觉），容易出现在有心脏疾病的人身上。指甲根部的白色半月形消失，多见体力衰退。云母指甲，指甲呈现干燥状态。

(2) 指甲的颜色：指甲呈现赤红色，表示血液过于浓稠，注意心脑血管疾病。指甲呈现紫黑色，表示血液浑浊不清或心脏功能不佳。指甲呈现白色有贫血倾向。

二、闻诊

闻诊是通过听声音和嗅气味来诊察疾病的方法。听声音包括诊察患者的声音、呼吸、语言、咳嗽、心音、呕吐、呃逆、嗳气、太息、喷嚏、呵欠、肠鸣等各种响声。嗅气味包括嗅病体发出的异常气味、排出物的气味及病室的气味。

人体的各种声音和气味，都是在脏腑生理活动和病理变化过程中产生的，所以鉴别声音和气味的变化，可以判断出脏腑的生理和病理变化，以协助辨别疾病的寒、热、虚、实，为诊病、辨证提供依据。

若发声重浊，声高而粗，多属实证；发声轻清，低微细弱，多属虚证。小儿阵发惊呼，发声尖锐多为惊风。语音声高有力，前轻后重，多为外感病；声音低怯，前重后轻，多为内伤。说话多而声音有力，多属实热；说话少而声音低微，或说话断续不接，多属虚寒；说话声高有力，但语无伦次，神志不清，为谵语，属实证；发音无力或不接续，语言重复，神疲乏力，为郑声，属虚证；自言自语，见人便停，为独语，属心力不足。语言謇涩多为中风。呼吸气粗或喘多属热属实；呼吸气微多属虚证。咳嗽咳声重浊声粗，多属实证；咳声无力，多属虚证；干咳阵阵而无痰为燥咳；咳时痰声辘辘，多为痰湿咳嗽。呃逆呃声高而短，且响亮有力，多属实热；低而长，且微弱无力，多属虚寒。

嗅气味主要是嗅患者口气，汗气，痰涕及大、小便的气味等。口臭，多为肺胃有热，或有龋齿；或口腔不洁；口出酸臭味，多是胃有宿食，消化不良；口出腐臭气，多是牙疳，或有内痈。汗有臭秽气味，为代谢障碍；汗有腥膻气味为风湿热久蕴于肌肤。咳吐浊痰脓血，有腥臭味，多是肺痈。鼻出臭气，经常流浊涕为鼻渊证。大便酸臭、秽臭为肠中积热；气味腥臭多属寒。小便臊臭，多为湿热。

闻诊是诊察疾病的重要方法之一，颇受历代医家重视。早在《黄帝内经》中就有根据患者发出的声音来测知内在病变的记载，如《素问·阴阳应象大论》提出以五音、五声应五脏的理论；《素问·脉要精微论》以声音、语言、呼吸等来判断疾病过程中正邪盛衰状态。东汉张仲景在《伤寒论》和《金匮要略》中也以患者的语言、咳嗽、喘息、呕吐、呃逆、肠鸣、呻吟等作为闻诊的主要内容。后世医家又将病体气味及排出物等气味列入闻诊范围，从而使闻诊从耳听扩展到鼻嗅。正如清代王学权所说："闻字虽从耳，但四诊之闻，不专主于听声也。"现代还可借助听诊器等，帮助提高对内脏的听诊水平。

《黄帝内经》中记载脾胃病的症状为"登高而歌，弃衣而走"。如果患者的胃病很严重，就会造成精神的病症，"登高而歌"就是爬到高处去，使劲地唱，这是胃病的一个表现，然后还会弃衣而走。

我们有的时候看精神病患者，会觉得他们本领高强，墙说蹿上去就蹿上去了。中医治疗表现出精神症状的一些疾病，其实从胃经治就很有效。因为胃、肾两经会导致精神上的一些症状。肾经如果有病，患者会经常"心惕惕如人将捕之"，老害怕后边有人跟着他，老害怕有人要抓他。肾精如果不足的话，我们就会善恐。比如我们都已经出门了，可是又跑回来不断地确认门锁上了没有。实际上这是肾精大亏的表现。

哭哭啼啼在肺经。肺经的声音表现是哭。所以，得肺病的人，就特别容易哭。林黛玉就是成天哭哭啼啼的，实际上她就是肺结核患者。像得肺结核的这些女孩子，因其多愁善感，容易哭。两颧红就是肺寒。肺有寒的话，这个患者就会表现出柔弱的性格。

哼哼唧唧在肾经。呻吟就是没事在那儿哼哼唧唧的，就是肾经的声音，如果会听，那才是中医真正的闻诊里面的内容。要会听声音，听声音是听感情，听感情是为了听五脏六腑。

在临床上，如听到咳嗽声，"膨膨而喘咳"，若肺胀，咳声很响亮，则为肺经之病。虚咳在很大程度上是肾脏不纳气，实际上是肾精的问题，不是单纯肺的问题。如果你经常打哈欠，也是胃气不足的一个表现。因此，仅凭一声咳嗽，就清楚到底是哪条经脉上的问题，很考验一位医生听声音的能力。

（一）声音

声音要区别正常的声音和病变的声音。

1. 正常的声音　自然，音调和谐，语言表达清楚。

2. 病变的声音　嘶哑，包括声嘶和失音，声嘶是咽喉干涩，发音困难，失音是完全不能发音。多因外感风寒或风热，寒热相交伤肺所致。鼾声，如昏睡不醒，鼾声不断多因神志昏迷，气道不利。多见热入心包，或中风入脏之危证。呻吟，身有痛处或胀满时，口中发出哼哼声。多为头痛、胸痛、腹痛、齿痛。喷嚏，喷嚏是由肺气上冲所致，外感风寒多见此证。外邪入表日久不愈，忽有喷嚏者，为病愈之兆。

（二）语言

心主神明，心病则语言错乱。

1. 语言謇涩　说话不流利、含糊不清、缓慢、词不达意，多见于中风后遗症或热病后期。

2. 谵语　神志不清、语无伦次多为实证。

3. 郑声　神志不清、语言重复、语言不连续、声音低弱多为虚证。

4. 独语　自言自语、喃喃不休多见于急性热病，或老年人久病心血亏虚。

5. 错语　患者语言颠倒、错乱，自知说错不能自主，多为心气不足。

6.狂言　声嘶力竭、语言快、声音高、骂人或狂妄，多见于痰火扰心的狂证。

（三）呼吸

呼吸与肺、肾等脏器有关，通过呼吸变化可推测脏腑的虚实。

1.喘　呼吸困难，短促急迫，甚者不能平卧。喘分虚、实。实喘发作急，一般为形体壮实，脉实有力，多属肺有实热，痰饮内停。虚喘发病缓慢，吸少呼多，一般为形体虚弱者，脉虚无力，属肺肾虚损。

2.哮　呼吸急促伴有喘，喉中痰鸣似哨声，反复发作。多因痰饮又外感风寒所致。久居寒湿地区，或过食酸咸生冷也可诱发哮。临床上哮与喘常同时出现。

3.短气　呼吸气急而短、气短而渴、四肢关节痛属实证；气短无力、小便不利，则属虚证。

4.咳嗽　咳嗽发生与肺脏关系密切。咳声重浊，痰色清白，鼻塞不通，多因外感风寒。咳有痰声，痰多易咳出，多为寒咳，因痰湿阻肺，肺失宣降。咳声如犬吠，声如犬吠伴有音哑，多为白喉证。

（四）呕吐

呕吐是胃中饮食物、痰、水液冲出口的一种表现。呕吐声音微弱，吐势缓慢，吐物为清痰水，多为虚证、寒证；呕吐声音洪亮，吐物为黏黄痰，或酸苦，多属实证；呕吐酸腐，多因暴饮暴食，过食肥甘厚味，食滞胃中所致。

（五）肠鸣

肠鸣是腹中鸣响，可凭借声音辨别病位和病情。肠鸣在胃部，如囊中有水，振动有声，行走时以手按之，为痰饮阻滞；肠鸣在腹部，得温得食则减，受寒或饥饿加重，多因久病不愈，或过食生冷或腹部受寒是胃肠气机不和所致。

（六）病气

病气可分为身体气与室内气两种。

1. 病体之气　口气，正常人说话时不会发出臭气，口臭为消化不良、龋齿、口腔不洁。酸臭气为内有食积，腐臭气多为溃腐疮疡。身臭，身发腐臭气，可考虑有疮疡。

2. 病室之气　病室有血腥臭，多为失血症；尿臊气为水肿病晚期；烂苹果样气味为糖尿病。以上均为危重病证候。

三、问诊

问诊是对患者或陪诊者进行系统而有目的的询问，包括询问患者的体质、生活习惯、起病原因、发病及治疗经过、现在的症状及过去的病史、家族史等。具体来讲，可以包括问寒热、问汗、问疼痛、问睡眠、问饮食口味、问二便等。

明代医学家张景岳在总结前人问诊要点的基础上写成《十问歌》，清代陈修园又将其略作修改补充为："一问寒热二问汗，三问头身四问便，五问饮食六胸腹，七聋八渴俱当辨，九问旧病十问因，再兼服药参机变，妇女尤必问经期，迟速闭崩皆可见，再添片语告儿科，天花麻疹全占验。"

其实，《十问歌》对每一个医生，不管是中医还是西医，不管是医生还是患者，都是非常有意义的。

人是一个整体。某一器官的病变必是在许多方面失调的基础上产生的，许多儿童患上肾结石，其结石的治疗并非取石那么简单，你吃进去的不是石头，为什么会形成石头呢？那就是机体代谢出了问题，排泄出了问题，仅仅取了石，是只治了标，而没有治本。同样是结石，服的药物是不同的。许多的疾病都有共同的病理基础，也就会产生共同的临床表现，临床上有许多医生忽略询问患者饮食情况，女性患者忽略询问经、带、胎、产等情况，其实这些基本的情况有时会给你提供最本质的疾病信息。

（一）问寒热

寒是患者自觉怕冷，有恶风、恶寒、畏寒之别。遇风觉冷，谓之恶风；自觉怕冷，多加衣被或近火取暖不能缓解者谓之恶寒；若加衣被或近火取暖能够缓解者谓之畏寒。有一分恶寒就有一分表证，恶寒是外感的表现，而畏寒则多为阳气虚弱，不能温煦肌表而产生的怕冷感觉。因此，同为怕冷，病情轻重不同，表里病位有异，外感内伤有别。

（二）问汗

"阳加于阴谓之汗"。一个"汗"字，反映出人体阴阳两方面的变化，汗多汗少有不同；汗出当风，转归不同；汗之部位不同，属性有异；汗之有无，更显阴阳之虚实、津液之荣枯不同。汗证与自主神经功能紊乱有关，或为甲亢，或为糖尿病，或为更年期综合征等，总离不开气血津液阴阳平衡的失调。

（三）问饮食

"有胃气则生，无胃气则死"，当然这个"死"并非断定生死的"死"，而是说病情很重，经常有患者说：其他情况还好，只是一点都不想吃东西，有很多天未进食，请中医看看解决吃饭问题。一句"调理饮食，解决吃饭问题"，轻描淡写，思之则心有余悸。脾胃乃后天之本，胃气乃后天之本的表现，"不思饮食"说明病已不轻，为什么会不思饮食呢？要反思原因。是因饮食不节，伤及脾胃？饮食不洁，湿热内生？饮食自倍，肠胃乃伤？还是他脏之病伤及脾胃？还是药物影响？还是病已至此，已无胃气。这就需要从其他方面的伴随情况来综合判断。

四、切诊

切诊包括脉诊和按诊两部分内容。

（一）脉诊

脉诊是指医生用手指触按患者的动脉搏动，以探查脉象，从而了解病情的一种诊断方法。按诊是指医生用手直接触摸、按压患者某些局部以了解异常变化，从而推断病情的一种诊断方法。

切脉的方法可分为遍诊法、三部诊法、寸口诊法三种，其中常用的是寸口诊法。寸口位于两手腕后桡动脉搏动处，分为寸、关、尺三部。掌后高骨处为关，关前为寸，关后为尺。寸口脉可分候脏腑之气，左寸候心、小肠；左关候肝、胆；左尺候肾、膀胱；右寸候肺，右关候脾、胃；右尺候肾。

切脉应注意时间、姿势、指法。时间应选在清晨患者未活动时，若患者活动，应休息 15 分钟左右再进行脉诊。患者可取坐位或卧位，手臂伸平，手心向上，使手臂与心脏接近同一水平。切诊时，三指要同时切脉，用力要平衡，由轻到重，分为浮取、中取、沉取三种指力。诊脉时间应不少于 1 分钟。健康人脉象应为每次呼吸跳 4 次，寸、关、尺三部有脉，脉不浮不沉，和缓有力，尺脉沉取有力。

常见病脉有以下几种。

1. 浮脉　轻按可得，重按则减。主病：表证由于外感病邪停留于表，卫气抗邪，脉气鼓动于外，故脉位浅显。浮而有力为表实；浮而无力为表虚。内伤久病因阴血衰少，阳气不足，虚阳外浮，脉浮大无力，为危证。

2. 沉脉　轻按不得，重按乃得。主病：里证。有力为里实，无力为里虚。邪郁于里，气血阻滞，阳气不畅，脉沉有力为里实；脏腑虚弱，阳虚气陷，脉气鼓动无力，则脉沉无力。

3. 迟脉　脉搏缓慢，每分钟小于 60 次。主病：寒证。有力为实寒，无力为虚寒。寒则凝滞，气血运行缓慢，脉迟而有力为实寒证。阳气虚损，无力运行气血，脉迟而无力，为虚寒证。

4. 数脉　脉搏急促，每分钟 90 次以上。主病：热证。有力为实热，无力为虚热。外感热病初起，脏腑热盛，邪热鼓动，血行加速，脉快有力为实热。阴虚火旺，津血不足，虚热内生，脉快而无力为虚热。

5. 虚脉 寸、关、尺三部脉皆无力，重按空虚。主病：虚证。多为气血两虚，气血不足，难以鼓动脉搏，故按之空虚。

6. 实脉 寸、关、尺三部脉皆有力。主病：实证。邪气亢盛而正气充足，正邪相搏，气血充盈脉道，搏动有力。

7. 滑脉 按之流利，圆滑如按滚珠。多见于青壮年气血充实。妊娠妇女滑脉是气血旺盛养胎之现象。以上均属生理现象。

8. 洪脉 脉大而有力，如波涛汹涌，来盛去衰。主病：热盛。内热盛，脉道扩张，脉形宽大，因热盛邪灼，气盛血涌，使脉有大起大落。

9. 细脉 脉按之细小如线，起落明显。主病：虚证。多见于阴虚、血虚证。又主湿病。阴血亏虚不能充盈脉道，或湿邪阻压脉道，脉细小。

10. 弦脉 端直而长，挺然指下，如按琴弦。主肝胆病、痛证、痰饮。气机不利，肝失疏泄，脉道拘急而显弦脉。病则气乱或痰饮内停，致使气机输转不利，出现弦脉。

（二）按诊

按诊是切诊的一部分，临床上以按胸腹最为常用。

脘腹是人体的重要部位，脐上属胃，脐下属肠，大腹属脾，脐腹属肾，少腹属肝。通过手指的触摸、按压可了解局部的冷热、软硬、胀满、肿块及压痛等情况，有助于了解脏腑的病情。胸腹按诊又分为按虚里、按胸胁和按腹部等。

1. 虚损病证 跳动明显，按之搏指。

2. 肺气虚证 跳动散漫而数。

3. 肝气郁滞　两胁胀痛，痛处按此连彼。

4. 肝虚　胁痛喜按，胁下按之空虚无力。

5. 瘀血　胁下肿块，刺痛拒按，痛处不移。

6. 肝癌　胁下肿块，按之表面凹凸不平，则应警惕肝癌。

7. 肝气犯胃　胃部胀痛，按之旁及两胁。

8. 胃寒　胃痛骤烈，疼痛拒按，发冷怯寒。

9. 气虚　胃腹痛经久不愈，按之痛缓或痛止。

10. 虚　腹痛喜暖喜按，按腹软无力。

11. 实　腹痛胀满拒按，按腹充实，叩之声音重浊，或按之有包块不移。

第2章　常用的感冒类中成药

一、风寒感冒颗粒

【来源】《伤寒论》麻黄汤。

【组成】麻黄、葛根、紫苏叶、防风、桂枝、白芷、陈皮、苦杏仁、桔梗、甘草、干姜。

【服用方法】口服。每次8g（1袋），每日3次。

【辨证要点】①麻黄体质：面色黑，壮实体质。②鼻流清涕，恶寒怕冷，不爱出汗，咳嗽，一身疼痛。

【临床运用】风寒感冒，头痛、发热，恶寒，无汗，咳嗽，鼻塞，流清鼻涕，一身疼痛等。

【运用感悟】本方是麻黄汤合甘草干姜汤，麻黄汤散寒解表，甘草干姜汤化痰化饮。

【禁忌证】风寒感冒表现为汗出。风热感冒表现为发热重、微恶风，有汗，口渴，鼻流浊涕，咽喉红肿热痛，咳吐黄痰，舌质红、苔薄黄或黄腻，小便黄赤，大便干燥，喜欢喝凉水等风热症状的患者禁服。

【医案】案 1：小儿反复发热

蔡某，5 岁，绵阳松垭镇人。2018 年 10 月 6 日初诊。

主诉：反复发热 4 天。

病史：患者因为 4 天前奔跑嬉戏出汗过多出现流鼻涕，体温 38.5℃，四肢疼痛，家长在药店买药无效果来就诊。现症见体瘦，面黄黑，无汗，怕冷，流清鼻涕，四肢疼痛，眼睛周围发烫，鼻孔出气烫，舌质红，舌苔红，有红点，口干欲饮，大便干燥，小便短黄，脉浮而数。

辨证：太阳阳明证。

处方：麻黄汤去桂枝合麻杏石甘汤加荆芥、防风、黄芩、大黄、金银花，连翘。生麻黄 2g，杏仁 6g，荆芥 8g，防风 10g，甘草 3g，石膏 20g，大黄（后下）5g，黄芩 6g，连翘 10g，金银花 10g。3 剂。水煎服。

10 月 10 日二诊：药后大便稀溏，体温正常，由于保养不好再次发热，一会儿冷，一会儿热，出汗，气喘，舌质红，舌苔薄黄，脉浮数。

辨证：太阳少阳阳明证。

处方：麻杏石甘汤合小柴胡汤加连翘 10g，鱼腥草 20g。

3 剂善后治疗，随访痊愈。

（邓文斌医案）

案 2：风寒感冒

风寒感冒颗粒是我最近几年来治疗感冒最常用的中成药，用量之多，占全年服西药、中成药 90% 左右，疗效非常好，对于绝大多数感冒，用之往往见效快，有甚者喝一两顿就好，严重者多至一两盒，一盒只能喝 2 天，较之西药感冒药不知效果好多少倍，而且不用考虑服药后打瞌睡，同比风热感冒颗粒却用得很少，一年也出不了几盒，以至于放着就过期了。风寒感冒医案很多，现就我自己亲自服用此药举例说明。

记得有一次我感冒很严重，主要表现为头痛，全身疼痛，像是被人揍了一样，从头到胭窝很不舒服，很没精神，不出汗，怕冷，于是自行冲服风寒感冒颗粒2袋后（说明是服1袋，是因为自己之前服过1袋后，稍微好转点，继服1袋愈，后为了见效快，调整为服2袋），穿了一件厚衣服，约2小时后汗出，全身疼痛好转，4小时后又服2袋，愈。同样的情况，好多感冒患者拿此药服，都收到了很好的疗效，也有要考试的学生或者需要出远门的患者，为了尽快治好感冒，都要求拿好的或见效快一点的药，用此药都收到了很好的疗效。

据我这几年临床观察发现，感冒患者十之八九都是风寒性的，很少有风热的，以至于我都怀疑是不是自己出了问题，导致店里的风热感冒颗粒、抗病毒口服液等风热性的感冒药严重滞销，最后都过期回收了。为此某个夏天我感冒了，鼻塞，咽痛得特别厉害，我想这次我应该得的是风热感冒，于是服用两袋风热感冒颗粒，一个多小时后咽痛没减轻，反而流起了清鼻涕，整个人感觉浑身不舒服，反而是加重了，赶快又喝了两袋风寒感冒颗粒，约1小时后咽痛、流涕均好转，感冒愈。同样的症状在此之前也给患者拿过风热感冒颗粒，但感冒没好，再服风寒感冒颗粒愈。

（张志伟医案）

二、桂枝颗粒、表虚感冒颗粒

【来源】《伤寒论》桂枝汤。

【组成】桂枝、芍药、生姜、大枣、甘草。

【服用方法】口服，每次 5g（1 袋），每日 3 次。小儿减半。服药后喝热稀粥，盖被子，避风，发小汗。

【辨证要点】①体质因素：体弱，面白，怕风，多汗，皮肤紧张，易反复感冒，体质差；②恶寒，恶风或是局部怕风，发热，多汗，自汗，口不干不苦，鼻鸣干呕，头痛，脉浮缓。

【临床运用】①虚人外感：发热，多汗，脉浮；②发热：一年四季发热，与天气变化无关；③汗出：多汗，自汗等；④局部怕风；⑤妊娠反应；⑥强壮身体（桂枝颗粒加龙骨、牡蛎）。

【运用感悟】本方治疗虚人感冒，反复感冒；没有原因的多汗或发热，效果都很肯定。

【禁忌证】无汗，少汗，口干口苦，舌红苔黄，大便干燥，小便黄，阴虚火旺者禁用。

【加减运用】①伴有口苦，发热，胸肋胀满加小柴胡颗粒；②伴有嗳气呃逆，心情郁闷，加越鞠丸；③伴有腹胀，舌苔厚腻，呃逆有食物臭，加保和丸；④伴有眼睑水肿，下肢水肿，舌苔白腻，加五苓散胶囊。

【医案】案 1：太阳表虚外感合并咳喘证

刘某，女，56 岁，绵阳游仙区人。2015 年 11 月 15 日初诊。

现症：体瘦面白羸弱，桂枝体质，怕风，有风吹入骨的感觉，多汗，咳嗽，有点气紧，咳痰为白色痰。舌体小，舌质白，舌苔薄白，脉浮缓。太阳表虚咳喘汗多证，桂枝汤解表，桂枝加龙牡止汗，桂枝加厚朴杏子汤止咳平喘。

处方：桂枝 45g，白芍 45g，炙甘草 20，生姜 20g，大枣 15，龙骨 30g，牡蛎 30g，浮小麦 50g，厚朴 30g，杏仁 20g。2剂。一剂加水七碗，煎熬成三小碗，每次一小碗，饮食清淡。后来她女儿来看病说一剂就痊愈，剩下的没再服。

按：经方治疗感冒只要辨证对，方证对，药量合适，效果非常好，非常快，这即是学习经方的优势所在。

（邓文斌医案）

案 2：汗证

刘某，男，57 岁，朔州朔城区人。2018 年 12 月 9 日初诊。

现症：怕冷，夜间汗出，吃饭时汗出，腰痛，口中和，食欲二便正常，舌质白，舌苔白，脉浮缓。

辨证：太阳表虚证。

处方：桂枝汤加味。桂枝 30g，白芍 30g，甘草 20g，生姜 30g，大枣 30g，浮小麦 60g，牡蛎 30g，麻黄根 15g。3 剂。水煎服，日一剂。

药后患者来告知出汗愈。

（张志伟医案）

案 3：多汗、反复感冒

李某，74 岁，绵阳涪城区人。2019 年 10 月 3 日初诊。

病史：患者近年来容易反复感冒，汗出，尤其是感冒后更加爱出汗。最近一周不小心感冒，出现多汗、发热等现象，在我们中医馆的其他老师处看诊，诊断为"肺脾气虚"，开方为玉屏风散加味，两诊之后没有一点缓解，转诊来我处治疗。

现症：矮个子，面黄，体丰，眼袋深，出汗很多，发热出汗，人非常疲倦，背上发痒，舌质白，舌苔白，口不干，口不苦，吃饭正常，二便正常，脉浮。

辨证：太阳表虚太阴痰湿证。

处方：桂枝汤加味。桂枝 20g，白芍 20g，炙甘草 15g，生姜 15g，大枣 12g，黄芪 40g，浮小麦 60g，茯苓 30g，白术 20g，龙骨 40g，牡蛎 40g。一剂浸泡 40 分钟，大火煮开，小火煮 30 分钟，分 4 次喝完，4 剂。

10 月 10 日二诊：出汗减少很多，其他同一诊，原方继服 6 剂后愈。

（邓文斌医案）

三、葛根汤颗粒

【来源】《伤寒论》葛根汤。

【组成】葛根、麻黄、白芍、桂枝、甘草、生姜、大枣。

【服用方法】开水冲服，每次 6g（1 袋），每日 3 次。

【辨证要点】①体质因素：体质壮实，面黑；②不爱出汗，甚至夏天都出汗很少；③头项、肩背酸胀僵直疼痛。

【临床运用】①感冒：适用于体质壮实，不爱出汗，头颈、肩背僵痛，脉浮紧，口不干不苦，二便正常的患者；②妇科：痛经，闭经，多囊卵巢综合征，痤疮，月经量少、色紫暗；③儿科：体质壮实，面白，不爱出汗，皮肤干燥，毛孔粗大；④风湿免疫科：颈椎病，腰背疼痛，一身疼痛；⑤男科：阳痿早泄；⑥五官科：鼻炎，鼻塞，流清涕，恶寒，发热，声音嘶哑，下颌关节拘急困难，体质壮实；⑦消化科：

急性结肠炎。

【运用感悟】本方除了治疗感冒和一身疼痛之外，更加重视治疗妇科疾病与五官科疾病。

【禁忌证】舌质红，舌苔黄，出汗多，口干口苦，素有阴虚火甚，上盛下虚的患者不可用。

【加减运用】①伴有寒热往来，口干口苦，胸胁胀痛，葛根汤颗粒合小柴胡颗粒或是大柴胡颗粒；②伴有咽喉疼痛葛根汤颗粒合玄麦甘桔颗粒；③伴有扁桃体的红肿热痛，葛根汤颗粒合黄连上清丸；④大便不通，口臭，舌红，合三黄片或一清颗粒。

【医案】案1：感冒

王某，男，朔州朔城区人。2019年11月8日初诊。

现症：全身疼痛，无汗、怕冷，口中和，食欲正常，痔疮疼痛，睡眠正常，舌质白，舌苔白，脉浮紧。

辨证：太阳表实证。

处方：葛根汤。葛根40g，麻黄30g，桂枝20g，白芍20g，甘草20g，生姜30g，大枣30g。1剂水煎，分两次服。药后当晚来电告知汗出，全身疼痛好转，痔疮疼痛亦好转，嘱其剩余药停服，第二天感冒愈。

（张志伟医案）

案2：妊娠呕吐

张某，女，28岁。2022年6月2日初诊。

病史：患者是我妻子，2019年怀我儿子时妊娠呕吐2个月，严重影响食欲，后不得已我用中药小半夏汤、半夏干姜人参汤、神苏汤加减服药9剂未见好转，后改为半夏干姜人参汤合苏叶黄连汤，3剂愈。

现症：妊娠 8 周，恶心，呕吐酸水，纳差，舌质白，舌苔白，脉滑。

处方：桂枝汤加味。桂枝 10g，白芍 10g，甘草 10g，生姜 30g，大枣 30g，苏叶 30g，人参 10g，姜半夏 10g。1 剂。水煎服。

药后呕吐好转，未在服药，2022 年 6 月 13 日再次恶心，一周来不停呕吐痰水，严重影响进食，颈部僵硬疼痛，精神差，一直卧床休息，起身或走路后头晕，大便干，数日一行，尿少，小便黄，怕冷，舌质红，舌苔白，脉浮紧。岳母看到妻子如此难受，打电话让我想办法，故再次开中药治疗。

辨证：太阳阳明证。

处方：葛根汤加半夏。葛根 15g，桂枝 10g，白芍 10g，生姜 30g，大枣 30g，苏叶 30g，人参 10g，半夏 10g。1 剂。水煎服。

药后 2 天，精神好转，食欲增加再次痊愈。后听岳母说，她怀孕那时整个孕期都在吐，没啥好办法，现在她女儿喝中药治疗，早早减除了病痛，要不然得难受到何时。

（张志伟医案）

案 3：痤疮

涂某，女，19 岁，绵阳涪城区人。2016 年 1 月 10 日初诊。

主诉：脸上反复长痘疮。

病史：患者一年多前脸上长痘疮，经过各种治疗不愈，听人介绍来我处治疗。现症见身体胖壮，个高，面色黑而结实，脸上多处有痘疮，不汗出，不发热，小便正常，大便稀，饮食正常，口不干不渴，口不苦，舌质白，舌苔白腻，手足冰冷，伴有月经不调，颜色黑，脉沉紧。

分析：不汗出，手足冷冰，脉沉紧，广义太阳表实证；口不干排除阳明证，口不苦没有少阳证；月经不调，颜色黑为太阴寒湿引起的血瘀，血瘀是果，寒湿水饮是因；大便稀太阴证。

处方：葛根汤加茯苓、白术。葛根 60g，生麻黄（先煎去泡沫）20g，桂枝 30g，炒白芍 20g，炙甘草 15g，生姜 15g，白芷 20g。4 剂。一剂浸泡 30 分钟，再煎 40 分钟，分 3 次喝完。

1 月 15 日二诊：晚上手脚还是冷，脸上痘疮有好转，其他同一诊。

分析：寒湿水饮不仅是在太阴，手足冰冷是少阴问题，上方加附子温阳通脉治疗手足冰冷。

处方：葛根 60g，生麻黄 25g，桂枝 30g，炒白芍 20，炙甘草 15g，生姜 20g，大枣 15g，白芷 25g，茯苓 45g，炒白术 30g，制附片 20g。3 剂。制附片先煎 40 分钟，其他药物不浸泡再煎 40 分钟，分 3 次喝完。

1 月 18 日三诊：痘疮，手足冰冷都好转很多，二诊处方 3 剂善后。

（邓文斌医案）

四、防风通圣丸、颗粒

【来源】《宣明论方》防风通圣丸。

【组成】麻黄、荆芥穗、防风、薄荷、大黄、芒硝、滑石、栀子、石膏、黄芩、连翘、桔梗、当归、白芍、川芎、白术

（炒）、甘草。

【服用方法】口服，每次 6g，每日 2 次。

【辨证要点】体质因素：偏胖，壮实，腹部突出，鼓鼓的，面红黑相间，肌肉结实。表证：恶寒轻，发热重，鼻塞流（黄）涕，口苦，生眵。

【临床运用】①皮肤病：防风通圣丸里面的薄荷、防风、荆芥祛风，相当于西医的抗过敏药；大黄、芒硝、甘草、栀子、滑石、连翘、黄芩、石膏清阳明里热，使里热从大小便走；当归、芍药、川芎入血分治血。如荨麻疹：风团，起得快，消失得快，舌质红，舌苔黄，口苦口干，大便干燥，小便黄赤。痤疮：偏胖，身体壮实，不爱出汗，怕热，口臭，小便黄，大便干燥。②五官科：流行性红眼病，结膜炎，鼻腔生疔疮，耳鸣。③减肥：防风通圣体质的人，偏胖，壮实，腹部突出，鼓鼓的，面红黑相间，肌肉结实，胃口好，舌质红，舌苔黄，大便干燥。④便秘：长期顽固性的便秘。⑤失眠。⑥头痛。⑦口腔溃疡。⑧淋巴结发炎。

【运用感悟】防风通圣丸辨证要点是肚脐为中心的肥胖。治疗感冒，发热，更重要的可以治疗防风通圣体质的痤疮，减肥的效果很好。

【禁忌证】①体质瘦弱，面白，怕风怕冷，舌质白，舌苔白，易腹胀腹泻，精神差；②饮食清淡，不能吃油腻食物。

五、藿香正气胶囊、水、颗粒

【来源】《太平惠民和剂局方》藿香正气散。

【组成】藿香、大腹皮、白芷、紫苏、茯苓、半夏曲、白术、陈皮、厚朴、苦桔梗、甘草。

【服用方法】藿香正气水：口服。每次5～10ml，每日2次，用时摇匀。藿香正气胶囊：口服，每次4粒，每日2次。

【辨证要点】①体质因素：偏寒实和水饮，体胖，面白，齿痕，苔腻，口中和，口不干，口不苦；②脘腹胀满，嗳气，呃逆，腹泻下痢，纳差，一身沉重，眠多，舌质淡红，舌苔白腻。

【临床运用】①暑湿感冒：素体偏寒，头身疼痛，恶寒怕冷，脘腹胀满，一身沉重，疼痛；②纳差：消化不良，呃逆；③慢性腹泻：恶心，呕吐；④眩晕：舌质淡红，舌苔白腻，因为痰多引起的眩晕；⑤晕车晕船：易腹胀，纳差，腹泻；⑥皮肤病：脚气，脚痒，蚊虫叮咬。

【运用感悟】藿香正气散既解表又温里散寒，同时和胃止呕，是表里双解剂。

【加减运用】①伴有水肿，舌苔厚，加五苓胶囊；②纳差，腹胀，口淡无味，加平胃丸；③伴有白色块状痰，加二陈丸；④反酸加左金丸。

【禁忌证】舌质红，苔黄，口干口苦，大便干，小便黄。

【医案】案1：呕吐、腹痛

王某，男，9岁，朔州朔城区人。2022年5月6日初诊。

主诉：呕吐、腹痛1天。

病史：昨日家长买了1箱雪糕放冰箱，小孩趁父母不在家，一天狂吃雪糕八九根后，夜间出现腹痛、呕吐，次日来就诊。

现症：夜间腹痛，呕吐两次，无汗，纳差，精神差，大便一日未行，舌质白，舌苔白腻，脉浮紧。

辨证：太阴寒湿证。

处方：藿香正气水 1 盒。用法：每日 3 次，每次 1 支。

药后约半个小时，家长来电告知，药后如厕一次，汗出，呕吐止，精神见好转，因孩子不愿服此药，询问是否继续服药，告知，继续服药 3 次方可停药，后愈。

（张志伟医案）

案 2：呕吐、腹痛

樊某，女，13 岁，朔州人。2022 年 2 月 19 日初诊。

主诉：呕吐、腹痛 1 天。

现症：呕吐、腹痛，无汗，怕冷，大便干，2～3 日一行，纳差。

舌脉：舌质淡红，舌苔厚腻，脉沉。

辨证：太阳太阴证。

处方：藿香正气散加味。藿香 10g，佩兰 10g，厚朴 10g，陈皮 10g，大腹皮 15g，苏叶 10g，甘草 6g，桔梗 10g，茯苓 15g，姜半夏 10g，炒神曲 15g，生姜 30g，大枣 30g。3 剂。水煎服。

服药后愈。

（张志伟医案）

六、参苏丸、口服液

【来源】《太平惠民和剂局方》参苏饮。

【组成】党参、紫苏叶、葛根、前胡、茯苓、半夏（制）、陈皮、枳壳（炒）、桔梗、木香、甘草、生姜、大枣。

【服用方法】口服。每次 6～9g，每日 2～3 次。

【辨证要点】虚人感冒：恶寒重，发热轻，流清涕，咳嗽咳白痰，人没精神，疲倦乏力，反复感冒，舌苔白，脉弱。

【临床运用】虚人外感风寒感冒。

【运用感悟】虚人外感风寒，内有痰湿轻证。感冒痊愈后可以服用四君子颗粒或是香砂六君子丸调体质去痰湿。

【禁忌证】恶寒轻，发热重，流黄鼻涕，怕风，口干口苦，喜欢喝凉水，舌质红，小便短黄者不能用。

【医案】**风寒感冒**

患者，男，65 岁。

病史：平素体弱常感冒，每次持续 10～20 天。本次感冒已 3 周，治疗服药时轻时重。刻见患者精神不振，体倦乏力，咳嗽吐白痰，恶寒发热，体温 37.2℃，头痛，鼻塞流涕，舌淡薄白，脉细沉。乃气虚体弱，风寒束表，卫阳被遏所致。治宜益气补肺，解表散寒。

处方：参苏饮加减。党参 12g，紫苏叶 9g，羌活 10g，麦冬 12g，五味子 10g，桔梗 12g，前胡 10g，陈皮 12g，半夏 10g，茯苓 15g，细辛、甘草各 10g，生姜 3 片。水煎服，日 1 剂。

服 3 剂，诸证大减，上方加炒杏仁 10g，焦三仙各 12g，继服 4 剂获愈。再服补中益气丸、香砂六君子丸调理善后。

徐江雁，杨建宇．国家级名老中医咳喘病验案良方 [M]．郑州：中原农民出版社，2010．

七、荆防颗粒

【来源】《摄生众妙方》荆防败毒散。

【组成】荆芥、防风、羌活、独活、柴胡、前胡、川芎、枳壳、茯苓、桔梗、甘草。辅料为蔗糖。

【服用方法】开水冲服，每次 1 袋，每日 3 次。

【辨证要点】恶寒发热，流清涕，咳嗽咳痰，一身疼痛，或是身体发痒，舌质淡红，苔薄白。

【临床运用】①风寒感冒轻证，恶寒发热，流清涕，咳嗽咳痰，一身疼痛，舌质淡红，苔薄白；②皮疹，身体发痒等皮肤疾病。

【运用感悟】本方除了外感轻证，还可以用于治疗流感或风寒感冒初中期，风寒束表，风寒化热，风寒犯肺均可，以及皮肤发痒性疾病。

【禁忌证】素体实热者禁用，如恶寒轻，发热重，咳嗽咳喘，痰黄，喜冷饮，小便黄赤，舌质红，苔薄黄或黄燥，脉滑数有力的不能用。

【加减运用】①伴有咳嗽多痰，痰色白加二陈丸；②气喘，不汗出加三拗片。

【医案】风寒所致牙痛

李某，女，63 岁，农民。2011 年 3 月 15 日就诊。

主诉牙痛四五天，邀乡村医生治疗，服药 3 剂，疼痛未减反而增剧，且须用毛巾围罩，取则犹如一股凉水浇之，彻寒刺骨而痛，牙龈色淡而微红不肿，恶寒发热不显，舌淡苔白，脉浮紧而弦。综合分析此乃风寒侵袭所致。

处方：荆防败毒散加细辛、白芷、酒大黄。药物组成：荆芥 12g，防风 12g，羌活 12g，独活 12g，柴胡 6g，枳壳 10g，前胡 6g，桔梗 6g，茯苓 10g，川芎 12g，细辛 6g，白芷 12g，酒大黄 8g，甘草 5g。

1 剂后，疼痛大减，不需用毛巾围之。2 剂仍遵前方减细辛、白芷量分别为 4g、8g，加重酒大黄至 12g。2 剂后，牙痛已消，唯感头微痛，口舌微干。念其年高体弱，加之过用辛燥之品，恐伤其阴，故施以六味地黄丸加细辛善其后。余后随访，至今未发。

郑恩红 . 荆防败毒散加味治疗牙痛 [J]. 世界最新医学信息文摘，2015，15（64）：136.

八、小青龙颗粒、合剂

【来源】《伤寒论》小青龙汤。

【组成】麻黄、桂枝、芍药、细辛、干姜、五味子、半夏、生姜、大枣、炙甘草。

【服用方法】口服。每次 10ml，每日 3 次。

【辨证要点】①恶寒，发热，头痛，鼻塞，流清涕尤其是长期流清鼻涕，身痛；②迎风流泪，咳嗽，咳白色泡沫痰，舌苔水滑，甚至腹泻。

【临床运用】①感冒：恶寒，发热，头痛，鼻塞，流清涕尤其是长期流清鼻涕，打喷嚏，身痛，咳白色泡沫痰或痰液如蛋清一样；②咳嗽咳喘：咳稀痰，舌苔水滑，口不干不苦；③长期流清鼻涕：见冷加重；④迎风流泪：符合虚证、寒证、水饮证，舌苔水滑，口不干口不苦，怕冷；⑤痰核瘰疬：皮下脂肪瘤，包块，属于寒证饮证；⑥关节炎：关节疼痛伴有肿胀，滑膜炎。

【运用感悟】治疗咳嗽，尤其顽固咳嗽，哪怕是干咳，咽喉痒，用半夏厚朴汤无效果，也许小青龙汤效果更好。小青龙汤也可治疗痹症，痰核证。

【禁忌证】热证、实证不能用，只适合表寒、里寒，里热不能用。如恶寒轻发热重，流黄鼻涕，口干口苦，舌质红，舌苔黄燥，咳嗽咯黄痰。里热重者用麻杏石甘汤、片、颗粒、糖浆。

【加减运用】①小青龙证伴有咳喘，出气热，加麻杏石甘片；②伴有寒热往来加小柴胡颗粒；③伴有咳喘，痰鸣加寒哮丸。

【医案】案1：误治外感

胡某，男，28 岁，绵阳人。2018 年 12 月 13 日初诊。

患者因为外感之后找我治疗，恰逢我去达洲讲学未归，他于是找另外一个学医的好友开方治疗没效果，听闻我回后，遂来诊治。现状如下：高瘦个子，面白，体质中等，如果不了解的人可以判断为桂枝白面书生体质；实际他是一个典型的寒湿痰饮水饮兼阳虚夹气滞体质。我经常给他开大建中汤，理中汤，真武汤，橘子姜汤，半夏厚朴汤等方剂。恶寒不出汗，非常怕冷，身体困重，疼痛，鼻孔干燥，有血丝，偶尔咳嗽，舌体胖大，舌质白，舌苔白微干，脉浮紧数。我看到前医开的麻杏石甘汤加味，重用石膏 50g，炙麻黄 10g，还加一些清热解毒药物，明白是辨证方向错误和方证选择错误。恶寒重不出汗这是表证，必须用生麻黄解表甚至麻黄桂枝解表，炙麻黄解不了表；用那么重的石膏，清里热大于解表，妨碍解表，就算现在有鼻孔干燥，鼻孔血丝，看起来是热燥，其实是寒邪郁闭，寒邪化开，自然就恢复正常；退一步来说就算有热，也是短暂的标邪。麻黄大于石膏是解表（大青龙汤），石膏大于麻黄是辛凉清里热为主（麻杏石甘汤）。

辨证：太阳表实证（为主）加阳明郁热证（为标）。

处方：《千金》麻黄汤合半夏厚朴汤加减。生麻黄（先煎3分钟，倒掉水用药渣）20g，桂枝30g，杏仁20g，炙甘草10g，炒黄芩15g，石膏10g，炒苍耳子20g，厚朴30g，茯苓30g，橘皮30g，生姜20g，紫苏叶（后下）20g。一剂。浸泡30分钟，煎煮40分钟，分3次喝完。

12月14日二诊：喝完药后怕冷，身体沉重减轻，鼻孔干燥，出血丝消失，还是怕冷恶寒，流清鼻涕，痰清稀，咳嗽，咳痰，舌质白，舌苔白，口不干，口不苦，二便正常。恶寒怕冷太阳表证还有，咳嗽，咳痰，痰清稀，太阴痰湿水饮已出，鼻子血丝消失，标热走了，去石膏，黄芩清热药物。

辨证：太阳表实太阴痰湿水饮。

处方：小青龙汤合半夏厚朴汤、茯苓杏仁甘草汤。生麻黄（先煮3分钟）25g，桂枝30g，杏仁20g，茯苓40g，法半夏30g，生姜20g，白细辛20g，北五味子15g，生白芍20g，炙甘草10g，厚朴30g。1剂。

12月15日，随访，怕冷、咳嗽消失，鼻涕由多变成正常，痊愈。

（邓文斌医案）

案2：咳喘

田某，男，48岁，朔州曹沙会人。2017年12月4日初诊。

病史：因咳嗽、咳喘来店里买沙丁胺醇气雾剂，见其经常来买此药，于是劝其喝中药治疗，同意后，遂开始诊病。望其体质中等，坐在身旁就能听到严重的喘息声，不出汗，怕冷，周身疼痛，咳嗽，咳喘，痰多，吐清稀白痰，口渴，喜热饮，口不苦，不欲饮食，腹胀，大便正常，无干燥，小便清，舌苔白，舌边齿痕，脉沉弦滑。

分析：不出汗，怕冷，周身疼痛，咳嗽，咳喘为太阳证；痰多，吐清稀白痰，口渴，喜热饮，不欲饮食，腹胀，舌边齿痕，脉弦滑为太阴痰湿证；口不苦排除少阳证；大便不干燥，小便清排除阳明证。故辨为太阳太阴证。

辨证：太阳太阴证。

处方：小青龙汤。干姜15g，桂枝15g，麻黄15g，白芍15g，炙甘草15g，细辛15g，半夏15g，五味子15g，茯苓15g，杏仁15g，陈皮15g。5剂。上药浸泡40分钟，煎煮30分钟，煎煮600ml左右，日1剂，分3次服完。嘱患者避寒凉，忌生冷油腻。

12月10日二诊：服药后身痛咳嗽咳喘大为减轻，仍稍有咳喘之声，怕冷，下肢发凉，舌苔白，边齿痕，脉沉弦滑。因患者仍咳喘，怕冷，手足发凉，脉沉。

辨证：太阳太阴证。

处方：上方加附片20g，5剂。煮法，附片先煮1小时，其余同上。

12月16日三诊：患者高兴地来说，喝完药感觉很舒服，已听不到咳喘之声，遂用听诊器听其双肺，亦听不到咳喘之声。仍怕冷，但下肢发凉减轻，其余诸症明显改变。舌苔白，齿痕消失，脉浮紧。上方继服5剂，诸症消失。

后记：患者在随后的1年里多次服用小青龙汤治疗咳喘，咳喘竟然神奇的好转，至今4年多未出现喘咳之证。

（张志伟医案）

案3：10余年咳嗽

主诉：咳嗽10余年，现咳嗽，泡沫痰，无汗，月经量少，大便正常。

病史：患者是幼儿园园长，因之前中考体育锻炼出现咳嗽，刚开始每逢经期咳嗽加重，近几年无规律性咳嗽，平时一直口服甘草片治疗，后经名医先后用中药、针灸治疗一直未见好转。舌质白，舌苔白，脉浮紧。

辨证：太阳太阴证。

处方：小青龙汤加味。麻黄15g，桂枝15g，干姜15g，白芍15g，甘草15g，细辛15g，姜半夏15g，五味子15g，茯苓15g，杏仁15g，旋覆花15g。3剂。水煎服，日一剂。

2022年6月8日二诊：药后咳嗽较前好转，舌质红，舌苔白，脉弦紧。

处方：小青龙汤加味。麻黄15g，桂枝15g，干姜15g，白芍15g，甘草15g，细辛15g，姜半夏15g，五味子15g，茯苓15g，杏仁15g，旋覆花15g。3剂。水煎服，日一剂。

2022年6月11日三诊：药后咳嗽进一步好转，出汗多，夜间咳嗽，舌质红，舌苔白，脉弦。

处方：小青龙汤去麻黄加六君汤。桂枝15g，干姜15g，白芍 15g, 甘草 15g, 细辛 15g, 姜半夏 15g, 五味子 15g, 茯苓 15g, 杏仁 15g, 党参 15g, 陈皮 15g。3 剂。水煎服, 日一剂。

2022 年 6 月 14 日四诊: 药后咳嗽完全好转, 一直口服降压药, 去年手术摘除子宫肌瘤 8cm 后, 现仍有 1.5cm × 1.3cm 肌瘤, 舌质红, 舌体胖大, 脉缓。

处方: 十六味流气饮。因血压正常自行停药, 经三次治疗后血压一直正常。

2022 年 6 月 21 日五诊: 左手血压 121/86mmHg, 右手血压 127/81mmHg, 继续停服降压药, 十六味流气饮继续治疗子宫肌瘤, 以待后效。

（张志伟医案）

九、感冒疏风颗粒、片

【来源】《伤寒论》桂枝麻黄各半汤。

【组成】麻黄、苦杏仁、桂枝、白芍（酒炙）、紫苏叶、防风、桔梗、谷芽（炒）、甘草、大枣、生姜、独活。辅料为阿司帕坦、糊精。

【服用方法】口服, 每次 1 袋（3g）, 每日 2 次。

【辨证要点】恶寒重, 发热或不发热, 无汗, 咳嗽咳喘, 咽痛, 身痛, 鼻塞流涕, 怕风怕冷, 口不干, 口不渴, 二便正常, 纳差, 脉浮紧数而有力。

【临床运用】①感冒; ②荨麻疹, 皮肤瘙痒, 不汗出, 遇风加重。

【禁忌证】出汗多, 口干口苦, 大便干燥者不能用。

【医案】案 1：颜面再发性皮炎

韦某，男，20 岁。2016 年 10 月 13 日初诊。

主诉：面部红热反复发作 3 年。

病史：患者 3 年前骑摩托车受凉后出现面部发红，伴灼热感。此后遇冷、热、情绪激动时均面部发红，伴灼热感，症状持续到第二天晨起才消失。查体：全身皮肤干燥，足温低，无汗，无恶寒，饮食可，大小便正常，舌淡红苔薄，双侧脉浮。

辨证：太阳病。

西医诊断：颜面再发性皮炎。

中医诊断：瘾疹（风寒束表证）。

处方：《伤寒论》之桂枝麻黄各半汤加减。桂枝 15g，赤芍 5g，炙甘草 10g，麻黄 5g，大枣 10g，苦杏仁 10g，生姜 3 片。3 剂。日一剂，水煎，3 次分服。

2016 年 10 月 16 日二诊：患者面部发红次数减少，面部灼热感较前减轻，症状持续时间较前缩短，服药后症状当天消失，自觉好转一半。服药后无汗出，舌脉同前。继予桂枝麻黄各半汤。加用麻黄剂量至 10g，煎服法同前。

2016 年 10 月 20 日三诊：患者面部发红次数减少，面部灼热感继续好转，持续时间较前缩短，遇冷、热、情绪激动时面部发红后不发烫，服药后手心汗出，双足冷感消失，舌脉同前。继予桂枝麻黄各半汤，调整麻黄、炙甘草、大枣用量，具体处方如下。

处方：桂枝 15g，赤芍 5g，炙甘草 15g，麻黄 15g，大枣 15g，苦杏仁 10g，生姜 3 片。3 剂。日一剂，水煎，3 次分服。服药半小时后服热粥一碗，以助药力，温覆令一时许，以全身微似有汗者益佳。

2016年10月23日四诊：症状进一步好转，继予上方，加桂枝用量至20g，麻黄至30g，苦杏仁15g，大枣减至10g。5剂，水煎，第一剂后，患者电话诉未汗出，嘱其两剂同煎，每隔2小时服药1次，以汗出为宜，患者诉服药后全身微汗出。余两剂1日1剂，3次分服。3月后随访诉未再复发。

徐永强，李何安安，黄虹.桂枝麻黄各半汤治疗皮肤病验案举隅 [J].云南中医药杂志，2017，38（11）：95-96.

案2：痤疮

冯某，女，20岁。自诉面部出现黑头粉刺3天，经多位医生诊疗，外敷内服药物均乏效。现症：颜面尤其是前额出现黄豆大的黑头粉刺，间杂有凹坑状瘢痕，月经错后7～10天，且每次行经腹部凉痛，伴汗少、便秘等症，舌淡红、苔白腻，脉浮紧。患者平素喜食寒凉冰镇及油腻之品。辨证为湿浊内阻、外邪束表，治以发表透邪、化瘀祛浊之法。方拟桂枝麻黄各半汤加味。麻黄15g，桂枝15g，白芍20g，杏仁15g，川芎15g，当归15g，石菖蒲20g，丹参20g，陈皮15g，甘草6g，生姜10g，大枣7枚。患者共服此方20剂，痤疮逐渐消失。后观察2天，未见复发。

吴建华，吴英旭.桂枝麻黄各半汤加味治疗皮肤病验案举隅 [J].国医论坛，2015，30（1）：9-10.

十、桂黄清热颗粒

【来源】《伤寒论》大青龙汤。

【组成】麻黄、桂枝、苦杏仁、石膏、生姜、大枣、炙甘草。

【服用方法】开水冲服，每次1袋，每日3次。

【辨证要点】①表证更重，恶寒，发热，无汗，头痛身痛，咳嗽咳喘，舌质白，舌苔白，脉浮紧有力或脉浮紧而数；②烦躁不安。

【临床运用】①感冒；②咽痒，咽干。

【运用感悟】本方为大青龙汤，发汗力量强，中病即止。

【禁忌证】恶寒发热出汗多，怕风怕冷，脉浮缓者不能用。

【医案】案1：流行性感冒

患者高热2天，体温38.8～39.0℃，医院确诊为流行性感冒。恶寒，发热，怕冷，怕风，头痛，咽痛，舌质红，舌苔白。

处方：大青龙汤。麻黄12g，桂枝15g，杏仁15g，甘草10g，生姜15g，大枣15g，石膏60g。服药3次后热退，体温37℃。

二诊：患者喝药后怕风，怕冷，咽痛减轻，一直出汗，出汗量不大，患者还是比较疲倦。

处方：桂枝新加汤。桂枝10g，白芍15g，生姜15g，大枣10g，甘草10g，党参10g，连翘20g。服药后痊愈，体温一直稳定在37℃。

（邓文斌医案）

案2：流感高热

黄某，男，60岁，绵阳涪城区人。

患者是我的经方粉丝，一直在听我的经方课程，那天中午突然来电话说要来我中医馆看病。我已经休假，就发去专属经方网络问诊单，让他填好，我开处方。问诊单总结如下：反复发热3天，体温39℃。发热，畏寒，怕冷，手脚冰冷，不出汗，吃复方氨酚烷胺片（感康）后有少许汗出，平时不汗出。鼻塞，流清涕，咽喉部红肿，咽喉疼痛。吃饭一般，喝水正常。二便正常。无脉诊。从照片上可以看出中等身高，中等体质，舌质淡红，舌苔淡红。

辨证：太阳阳明里热证。

处方：大青龙汤。麻黄12g，桂枝15g，炙甘草10，生姜15g，大枣15，石膏60g。1剂。浸泡半个小时后大火煮开，小火煮40分钟，分3次喝完。

10月26日我外出游玩期间用微信回访，他说吃药半个小时后开始微微出汗，1个小时后热开始下降，整个晚上都一直微微出汗，今天已经37℃。就是人疲倦，身痛，有点微微出汗，咽痛减轻，其他同昨天。诊断为太阳表虚津液亏虚证，桂枝新加汤加连翘1剂善后。

按：感冒，流感，甚至疫病引起高热，中医治疗这类疾病效果特好。发热，畏寒，手脚怕冷，典型的表证，不出汗，太阳表实证；咽喉部红肿，咽喉痛，舌质红，舌苔微红，阳明里热证。表里同病，表里同治疗。这个患者没有烦躁，不妨碍我们使用大青龙汤，有烦躁更好，没有照样用大青龙汤，是因为他已有表热里热症，不必照书上一样全部具备。

（邓文斌医案）

十一、午时茶颗粒

【来源】《经验百病内外方》。

【组成】苍术、柴胡、羌活、防风、白芷、川芎、广藿香、前胡、连翘、陈皮、山楂、枳实、麦芽（炒）、甘草、桔梗、六神曲（炒）、紫苏叶、厚朴、红茶。

【服用方法】开水冲服。每次6g，每日1～2次。

【辨证要点】①外感风寒表证伴有寒湿：恶寒发热，无汗，头痛，身痛，一身沉重，流清鼻涕，打喷嚏；②体内寒湿：脘腹胀满，纳差，不想吃饭，苔白腻，有齿痕，大便溏不成形，肠鸣。

【临床运用】①风寒感冒，内伤食滞；②腹泻。

【禁忌证】风热感冒：恶寒轻，发热重，流黄涕，生眼屎，口干，咽喉红肿疼痛痒，见热加重，皮肤痒，眼睛红，咳嗽咳痰，舌质红，苔薄黄或燥，脉浮滑而数者不能用。

【加减运用】①伴有舌苔厚腻，呃逆味臭加保和丸；②往来寒热，胸肋胀满加小柴胡颗粒。

【医案】

梁某，女，5岁，朔州人。2022年6月8日就诊。主因前一天吃西瓜喝冷饮后，出现发热，体温37.5℃左右，脐周腹痛、大便偏稀，恶心，呕吐，疲乏无力，舌质白，舌苔白，脉沉缓，给予①午时茶颗粒。每日2次，每次1袋口服。②丁桂儿脐贴外用贴肚脐。3日后愈。

（张志伟医案）

十二、感冒灵颗粒

【组成】三叉苦、金盏银盘、野菊花、岗梅、咖啡因、对乙酰氨基酚、马来酸氯苯那敏、薄荷油。辅料为蔗糖粉。

【服用方法】开水冲服，每次 10g（1 袋），每日 3 次。

【辨证要点】恶寒轻，发热重，流黄鼻涕，怕风，口干口苦，喜欢喝凉水，舌质红，小便短黄。

【临床运用】风热感冒。

【运用感悟】本品是中西结合产品，不是纯中药产品，里面含对乙酰氨基酚，肝功能不全者禁用。

【禁忌证】①风寒感冒，流清鼻涕，恶寒怕冷，不出汗，咳嗽，一身痛者不能用；②人瘦弱，疲倦乏力，易腹泻，大便不成形。舌质淡红，苔白腻，舌边有齿痕者不能用。

十三、抗病毒颗粒、口服液

【来源】《伤寒论》白虎汤加味。

【组成】板蓝根、石膏、芦根、地黄、郁金、知母、石菖蒲、广藿香、连翘。辅料为蔗糖、糊精、广藿香油、薄荷油、白芷酊。

【服用方法】开水冲服，每次 12～24g，每袋装 12g，每日 3 次。

【辨证要点】①体质因素：偏瘦，偏热，肝经火旺，舌质红，舌苔黄；②恶寒轻，发热重，流黄鼻涕，头痛，咽痛，口舌干燥，喜欢喝凉水，烦躁，出汗，大便干燥；③鼻甲带血，咯血。

【临床运用】风热感冒。

【运用感悟】不能用于预防感冒或是预防流行病，必须对症治疗，对于虚寒感冒不能用。

【禁忌证】经常肠鸣，腹胀便溏，恶心反胃，纳差，舌质白，舌苔白厚，虚寒之人不能用。

【加减运用】①伴有风热咳嗽，见热加重加桑菊感冒片；②伴有鼻血或是斑疹用清热地黄丸；③咳嗽，咳黄痰加清气化痰丸或是加清肺抑火片。

【医案】案1：风温发疹

王某，男，3岁。1960年3月3日初诊。

主诉：患儿昨晚发热，体温38.6℃，伴咳嗽，喷嚏，流涕，大便干，小便黄。诊查：全身皮肤遍起红疹，舌边尖红，苔薄白而干，脉象浮数。

辨证：温邪犯肺，肺气不宣，郁热波及营血，外发成疹。

治法：辛凉解表，宣肺透疹。

处方：银翘散加减。金银花10g，连翘10g，薄荷5g，豆豉6g，牛蒡子10g，桔梗5g，竹叶6g，芦根15g，浮萍6g。随访：服上药两剂后，热退疹消而愈。

董建华.中国现代名中医医案精华[M].

北京：北京出版社，1990.

案2：风温

郭某，男，2岁3个月。1959年4月10日住院。

病程与治疗：发热已13日，高热不退，用身无汗，咳而微烦，诊其脉数，舌质微红，舌苔黄腻，此属表邪未解，肺卫不宣，热不得越，治宜清宣透表，邪热乃有外出之路。

处方：紫苏叶一钱（5g），僵蚕一钱五分（7.5g），金银花二钱（10g），连翘一钱五分（7.5g），杏仁一钱（5g），桔梗八分（4g），牛蒡子一钱五分（7.5g），薏苡仁二钱（10g），淡豆豉四钱（20g），黄芩一钱（5g），竹叶二钱（10g），苇根五钱

（25g）。1剂。

二诊：服药后微汗而热减，但仍咳嗽，舌苔灰腻，脉沉数，原方去金银花、豆豉，加枳壳一钱（5g）再服。

三诊：热全退，咳嗽息，肺水泡音减少，舌苔减为灰薄，脉缓，此风热虽解，肺胃未和，湿热未净，以调和肺胃并通阳利湿为治。处方：连皮茯苓二钱（10g），法半夏一钱五分（7.5g），陈皮一钱（5g），薏苡仁四钱（20g），桑皮二钱（10g），冬瓜仁三钱（15g），通草一钱（5g），谷芽、麦芽各二钱（10g）。服2剂而愈。

高辉远. 蒲辅周医案 [M]. 北京：人民卫生出版社，1972.

十四、银翘散

【来源】《温病条辨》银翘散。

【组成】金银花、连翘、薄荷、荆芥、淡豆豉、牛蒡子（炒）、桔梗、淡竹叶、甘草。

【服用方法】每次1袋，每袋15g，每日3次。

【辨证要点】恶寒轻，发热重，怕热，鼻塞流黄涕，发热，生眵，口干口渴，想喝水，甚至有咽喉不适，咳嗽，爱清嗓子，舌质红，苔薄黄，脉浮数。

【临床运用】①风热感冒：普通感冒，流行性感冒，恶寒轻，发热重，怕热，鼻塞流黄涕，发热，生眵，口干口渴，想喝水，甚至有咽喉不适，咳嗽，爱清嗓子，舌质红，苔薄黄，脉浮数；②水痘：偏热型用银翘散；水湿型用五苓散；③皮肤病：风热型皮肤病，皮肤红斑，见热则发痒发红，丘疹或斑疹，舌质红，苔薄黄，小便黄。伴内热出斑加黄芩、石膏、牡丹皮、知母（清里热）；④头面部痤疮，疔，疮。

【运用感悟】银翘散除治疗风热感冒，还可以治疗风热引起的皮肤病发痒。

【禁忌证】风寒感冒：恶寒重，发热轻，头痛身痛一身痛，流清涕，大便稀溏，纳差。

【加减运用】①伴有风热咳嗽，见热加重加桑菊感冒片；②伴有鼻血或是斑疹用清热地黄丸；③咳嗽，咳黄痰加清气化痰丸或是加清肺抑火片。

【医案】

靳某，女，4岁，朔州人。2022年1月8日初诊。

主诉咳嗽、流涕2天。现咳嗽，发热，鼻塞流涕，口干，唇干，咽部发红，食欲正常，大便干。舌质红，舌苔厚腻，脉浮数。

辨证：风热犯肺。

处方：银翘散合麻杏石甘汤。金银花8g，连翘8g，竹叶6g，荆芥8g，淡豆豉10g，薄荷8g，甘草6g，桔梗10g，芦根10g，麻黄10g，杏仁10g，石膏30g。3剂。水煎服。

2022年1月10日二诊：药后咳嗽好转，偶咳嗽，鼻流清涕，大便干，舌质白，舌苔黄白，脉浮数。

辨证：太阳合阳明。

处方：《千金》麻黄汤加味。麻黄10g，桂枝10g，杏仁10g，甘草6g，黄芩10g，石膏15g，白芍10g，苏叶10g，陈皮10g，荆芥10g，防风10g，炒神曲15g。3剂。水煎服。药后愈。

（张志伟医案）

十五、维C银翘片

【来源】《温病条辨》银翘散。

【组成】金银花、连翘、荆芥、淡豆豉、淡竹叶、牛蒡子、芦根、桔梗、甘草、马来酸氯苯那敏、对乙酰氨基酚、维生素C、薄荷素油。

【服用方法】口服。每次2片，每日3次。

【辨证要点】风热感冒，恶寒轻，发热重。流黄涕，生眵，口干，咽喉红肿疼痛痒，见热加重，皮肤痒，眼睛红，咳嗽咳痰，刺激性咳嗽，舌质红，苔薄黄或燥，脉浮滑而数。

【临床运用】①风热感冒；②头痛，身痛。

【运用感悟】本方为银翘散加维生素C、对乙酰氨基酚，吃1片效果不好，吃2～3片效果比较好。

【禁忌证】肝肾功能异常者慎用。

【医案】案1：感冒

患者，男，2岁。2019年5月6日初诊。患儿鼻塞，喷嚏，涕黄稠，咽肿痛，发热4天，持续高热近2天。夜间最高39℃，服用三九感冒颗粒疗效不佳。刻下症：鼻塞，喷嚏，咽痛，高热。口干欲饮，小便黄赤，眠差，舌红苔微黄，脉浮数。分析为风热侵袭、卫表失司证，方拟银翘散原方治疗。每日1剂，少量频服（4小时1次，日间3次，夜间1次）。服药1剂后，高热退，仍有夜间发热，最高37.4℃。继服1剂，无发热，仍咽痛。再服2剂。疾病痊愈。

董小康.银翘散加减治疗儿科疾病验案举隅[J].
中国民间疗法，2021，29（5）：101-103.

案2：肺炎喘嗽

患者，女，6岁。2019年6月15日初诊。患儿于3天前夜间开始咳嗽气急，痰多而黄稠。刻下症：口渴饮冷，咽喉红肿热痛，发热恶风，体温38℃。面红，大便干结，小便黄，舌红苔黄。脉浮数。分析为外感风热，肺失宣肃，肺气闭阻证。方以银翘散原方加麻黄2g，苦杏仁10g，生石膏（包煎，先煎）15g。水煎。每日1剂，少量频服(4小时1次，日间3次，夜间1次)。

服药3剂后复诊，患儿偶有咳嗽，痰少而黄，继服3剂，服药后，诸症消失。无其他不适症状，嘱其清淡饮食，避风。

董小康．银翘散加减治疗儿科疾病验案举隅[J]．

中国民间疗法，2021，29（5）：101-103.

十六、桑菊银翘散

【来源】《温病条辨》桑菊饮、银翘散。

【组成】桑叶、菊花、金银花、连翘、川贝母、桔梗、薄荷、淡竹叶、荆芥、牛蒡子、苦杏仁、芦根、蝉蜕、僵蚕、滑石、绿豆、淡豆豉、甘草。

【服用方法】口服，每次1袋（10g），每日2～3次。

【辨证要点】风温表郁热感冒，恶寒轻，发热重。流黄涕，生眼屎，口干，咽喉红肿疼痛痒，见热加重，皮肤痒，眼睛红，咳嗽咳痰，刺激性咳嗽，舌质红，苔薄黄或燥，脉浮滑而数。

【临床运用】①风热感冒。②皮肤科：风疹，麻疹，疮痒。

【运用感悟】本方来源于《温病条辨》，由银翘散加桑菊饮加升降散之半加六一散组成，效果比风热感冒颗粒好得多。

【禁忌证】风寒感冒不能用。表现为恶寒重，发热轻，流清涕，咳嗽咳痰，咳泡沫痰，手脚冰凉，腹泻。

【医案】

患者，女，13岁，嘉兴人。2014年1月30日初诊。

刻下症见：咳嗽，扁桃体肿大，右关实大，左关弦，舌苔薄质红。

处方：桑菊饮。桑叶10g，菊花10g，桔梗6g，生甘草5g，杏仁10g，连翘12g，薄荷6g，芦根30g，浙贝母10g，瓜蒌皮12g，金银花20g。7剂。每日1剂，水煎400ml，分早晚两次餐后温服。

自述服用上方1周后，咳嗽及扁桃体肿大皆大为好转。后因上学不便请假，余邪未愈。

2014年5月25日二诊：昨夜有鼻衄，近日咳嗽已瘥，左关弦，右关大，舌薄质红，守方出入。

处方：桑叶10g，菊花10g，桔梗6g，生甘草5g，杏仁10g，连翘12g，薄荷6g，芦根30g，金银花20g，淡竹叶10g，白茅根20g，生地黄炭15g。14剂。每日1剂，水煎400ml，分早晚两次餐后温服。

胡正刚，连建伟.连建伟教授温病方桑菊饮运用经验浅析[J].浙江中医药大学学报，2018，42（11）：904-907.

十七、麻杏甘石合剂、片、糖浆

【来源】《伤寒论》麻杏石甘汤。

【组成】麻黄、苦杏仁、石膏、甘草（蜜炙）。

【服用方法】口服，每次 10～20ml，每日 3 次。

【辨证要点】①体质因素：体质壮实，无汗或易汗出，皮肤粗糙；②表热里热：恶寒轻，发热重，咳嗽咳喘，痰黄，喜冷饮，小便黄赤，舌质红，苔薄黄或黄燥，脉滑数有力。

【临床运用】①风热感冒；②发热：低热或高热，面红目赤；③肺炎；④皮肤瘙痒，不爱出汗；⑤鼻炎，鼻塞，流黄鼻涕；⑥咳嗽咳喘，痰稠，多汗；⑦上呼吸道感染；⑧小儿遗尿；⑨水肿；⑩痔疮。

【运用感悟】以麻杏石甘汤为基础加味的各种中成药很多，取名各种各样，不要重复使用，要看清楚成分，不要管商品名字。

【禁忌证】①腹胀，纳差，腹泻，脾胃虚弱者不能用；②怕风，怕冷，苔白腻，咳喘，风寒感冒者不能用。

【加减运用】①伴有发热加小柴胡汤；②咳嗽咳黄痰加复方鲜竹沥液或是蛇胆川贝液。

【医案】案 1：干咳

廖某，男，6 岁，绵阳梓潼人。2020 年 7 月 10 日初诊。

主诉：干咳伴有上颚干痒难受。

现症：中等个子，身体结实，面黄黑。鼻塞，咽喉不适，干咳无痰，上颚干痒难受，不停皱鼻子，常吞口水来缓解上颚不舒服，不发热，不发冷，晚上偶尔出汗，想喝水，口干。吃饭正常，小便黄臭，大便正常。

舌脉：舌质红，舌苔红，有红点，脉浮滑数。

辨证：太阳阳明证。

处方：麻杏石甘汤合芍药甘草汤加味。生麻黄 4g，杏仁

12g，石膏 20g，甘草 6g，枳壳 10g，桔梗 10g，白芍 12g，浙贝母 10g，鱼腥草 40g。3 剂。

7 月 15 日二诊：一诊服药后，好了百分之五十，还有阵发性干咳，咳得厉害，口干，舌红，舌苔红。

处方：一诊处方合麦门冬汤。生麻黄 4g，杏仁 12g，石膏 30g，甘草 6g，白芍 15g，浙贝母 12g，桔梗 6g，麦冬 30g，法半夏 5g，南沙参 15g。3 剂。

后来微信随访好了百分之八十，因为石膏寒凉，中病即止。

按：鼻塞，干咳，舌质红，舌苔红，小便黄，脉浮滑数，太阴阳明证，麻杏石甘汤证；不停皱鼻子，清嗓子，急迫证，芍药甘草汤，甘者缓也。

（邓文斌医案）

案 2：小儿喘证

张某，男，1 岁，朔州曹沙会人。2017 年 7 月 8 日初诊。

主诉：咳嗽咳喘 1 周，加重 2 天。

病史：患儿 3 天前由爷爷抱来就诊，进门就听到患儿呼吸急促，因家境困难，又不愿服中药，给开了小儿咳喘灵，头孢克洛颗粒口服药治疗，并嘱 3 天后无效立马前来就诊。

现症：咳嗽，咳喘，流黄涕，汗出，喉部、肺部可明显听到湿啰音，精神差，舌苔黄，脉浮数。

辨证：太阳阳明证。

诊断：喘证。

处方：麻杏石甘汤合二陈汤加鱼腥草、百部、桔梗。麻黄 10g，杏仁 10g，炙甘草 10g，生石膏 30g，陈皮 15g，姜半夏 10g，茯苓 15g，鱼腥草 10g，百部 10g，桔梗 10g，3 剂。煎煮方法：1剂药浸泡40分钟，大火烧开后，小火再煎煮30分钟，1剂药分4次服完。建议去医院检查治疗。

7月10日，患儿由爷爷抱来，咳喘大为好转，精神好转，嘱患儿回去继续服药，服完后还需要善后治疗。

服完药后，患儿未再来，听说其父母回来后带去医院检查一切正常。因给患儿喂药困难就没有再来就诊。

（张志伟医案）

十八、连花清瘟胶囊

【来源】《伤寒论》麻杏石甘汤加味。

【组成】连翘、金银花、炙麻黄、炒苦杏仁、石膏、板蓝根、绵马贯众、鱼腥草、广藿香、大黄、红景天、薄荷脑、甘草。辅料为淀粉。

【服用方法】口服。每次4粒，每日3次。

【辨证要点】①表热：轻度恶寒，发热，鼻塞，流黄鼻涕，鼻孔干燥，扁桃体红肿疼痛；②里热：口干口渴，小便短黄，大便干燥，舌质红，苔黄燥。

【临床运用】①普通或流行性感冒引起的发热；②咳嗽，咳喘；③痰多；④鼻塞；⑤扁桃体肿大，淋巴结肿大。

【运用感悟】本方为麻杏石甘汤加清热解毒的板蓝根、金银花、连翘、绵马贯众等，解表热里热。

【禁忌证】①若恶寒重，发热轻，鼻塞，流清涕，咽喉肿痛但是不红，舌体胖大，有齿痕，舌苔淡红，苔白，便溏，表寒里寒者不能用；②中病即止，服用时间小于1周。

十九、清喉咽颗粒

【来源】《温病条辨》增液汤加味。

【组成】地黄、麦冬、玄参、连翘、黄芩。辅料为蔗糖、糊精。

【服用方法】开水冲服。第一次服36g（2袋），以后每次服18g（1袋），每日4次。

【辨证要点】①咽喉红肿热痛，口干口渴，想喝水，伴有化脓，咽喉干燥痒痛，小便短黄，大便干燥；②舌质红，舌苔黄，脉数而有力。

【临床运用】咽喉疼痛，咽喉干。

【运用感悟】运用本方要分清寒热、表里、虚实、阴阳，属于热证的才能用；寒证、虚证的不能用。

【禁忌证】咽喉虽然红和疼痛，但是颜色不鲜艳，淡红，或肿或不肿，舌质白，舌苔白，有齿痕，腹泻腹胀，大便稀溏，怕冷，易反复感冒，脉沉而无力，里证、虚证、寒证的不能用，半夏散及汤可以治疗寒性咽喉痛。

【加减运用】①咽喉疼痛加冬凌草片或喉症丸；②咽喉痒异物感加咽喉片；③咳嗽，见风加重加止咳片；④声音嘶哑加黄氏响声丸。

【医案】案1：闭经

杨某，22岁，工人。1990年4月9日初诊。

病史：3年前患肠炎住院治疗，此后停经至今已3年。2年前曾口服己烯雌酚、肌注黄体酮、人工周期治疗，月经曾来潮2次。之后改服中药治疗，再无经潮。现自觉脱发颇多，白带量少，饮食、二便正常。月经史：16 岁初潮，未婚，发育良好，面色红润，舌淡红、苔薄白，脉沉缓无力。肛查：外阴发育良好，宫颈触之光滑，子宫较小，前位着硬，双附件未触及。

分析：四诊合参，证属阴亏血少而致经闭。治以补阴液、填精血。

处方：增液汤加味。玄参、麦冬、生地黄各 20g，枸杞子、山药、熟地黄、白芍、菟蔚子各 25g，当归、黄精各 15g，甘草 10g。水煎服，每日 1 剂。

服 3 剂后于 4 月 12 日月经来潮，持续 4 天止。连服上方 10 剂，月经按期来潮。

那素梅. 增液汤加味治疗妇科杂病举隅 [J].
新中医，1998（3）：35-36.

案 2：缺乳

王某，27 岁，教师。1985 年 2 月 1 日初诊。

病史：1984 年 12 月剖宫产，产后 42 天，乳汁少而清稀，婴儿每日靠人工喂养牛乳。自觉神疲乏力，心悸气短，语音低微，大便干燥，舌红、苔白，脉沉细无力。

分析：四诊合参，证属阴虚，气血津液不足所致，治以增阴液，补气血，下乳。

处方：增液汤加味。玄参、生地黄、麦冬各 20g，当归、路路通、王不留行各 15g，黄芪 30g。水煎服，每日 1 剂。并嘱多饮肉汤。3 剂后乳汁增多，6 剂后乳汁充足，自觉症状好转，继服 3 剂调理善后。

那素梅. 增液汤加味治疗妇科杂病举隅 [J].
新中医，1998（3）：35-36.

二十、麻桂感冒丸

【来源】《伤寒论》桂枝麻黄各半汤加味。

【组成】麻黄、桂枝、白芍、羌活、薄荷、防风、枳壳、陈皮、前胡、桔梗、苦杏仁、甘草、生姜、大枣（去核）、蜂蜜（炼）。

【服用方法】口服，每次 1 丸，每丸重 9g，每日 3 次。

【辨证要点】①不出汗或出汗少；②怕风怕冷；③伴有头痛，身痛，流清鼻涕，咳嗽，咳痰，咳白色的痰；④脉浮紧而数，舌质淡白，舌苔白；⑤口中和，大小便正常。

【临床运用】①感冒咳嗽。②皮肤病：荨麻疹。

【运用感悟】本方为麻黄汤与桂枝汤的合方，加前胡、羌活、薄荷、陈皮、桔梗、枳壳等。

表虚：桂枝颗粒、体虚感冒颗粒、参苏丸、小柴胡颗粒、柴胡桂枝汤（桂芍镇痛片）。

表实：葛根汤颗粒、小青龙颗粒、感冒疏风颗粒、荆防颗粒、九味羌活丸、麻桂感冒丸。

【禁忌证】阴虚舌红无苔，腰膝酸软，咳嗽咳喘，手足心烦热，小便短黄，大便干燥者不能用。

【医案】**风热疮**

李某，女，23 岁。2017 年 3 月 13 日初诊。

主诉：面颈、前胸部散在淡红斑疹伴瘙痒 1 周。

病史：患者 1 周前受凉后出现头痛、鼻塞、咽痛，测体温 37.2℃，自服维 C 银翘片等药物治疗，症状缓解，并发现颈部约黄豆大小淡红斑，随后淡红斑疹逐渐增多伴瘙痒来诊，诊时症见：发热微恶寒，咽痒，无汗，饮食睡眠可，二便调，舌淡红，苔薄白，双侧脉浮数。查体：面颈、前胸部散在玫瑰色淡红斑疹，伴少许脱屑，皮损长轴与皮纹平行，咽充血（＋）。辨为太阳病。

西医诊断：玫瑰糠疹。

中医诊断：风热疮（风邪郁表证）。

处方：桂枝麻黄各半汤加减。桂枝 15g，赤芍 15g，炙甘草 10g，麻黄 10g，大枣 15g，苦杏仁 15g，白鲜皮 15g，地肤子 15g，桔梗 10g，桑叶 15g，生姜 3 片。3 剂。日 1 剂。水煎，分 3 次服。

2017 年 3 月 17 日二诊：患者自诉服药后有少许汗出，发热恶寒明显减轻，皮疹颜色变淡，瘙痒减轻，无新发皮疹出现，舌脉同前，继予桂枝麻黄各半汤加减，在原方的基础上去白鲜皮、地肤子，加生地黄 15g，绞股蓝 15g，灵芝 15g。煎服方法同前。

2017 年 3 月 20 日三诊：大部分皮疹消退，无明显瘙痒，舌脉象同前，继予上方 3 剂巩固治疗。

徐永强，李何安安，黄虹．桂枝麻黄各半汤治疗皮肤病验案举隅 [J]．云南中医中药杂志，2017，38（11）：95-96．

二十一、玉屏风散颗粒、口服液

【来源】《世医得效方》玉屏风散。

【组成】防风、黄芪、白术。

【服用方法】每次 1 袋。

【辨证要点】①黄芪体质：白白胖胖的，非常怕风，非常怕冷，爱出汗，肌肉松软，易疲倦；②浮肿倾向：眼睑水肿，下肢水肿；③舌胖大，舌质淡，舌苔白，有齿痕，口不渴，小便清长，大便稀溏，脉浮大而虚。

【临床运用】①反复感冒。②发热。③怕风、怕冷、爱出汗。④痹证。⑤肾炎水肿。⑥结肠炎。⑦皮肤病。⑧五官科疾病。

【运用感悟】①与桂枝汤相鉴别。桂枝体质：干干的，瘦瘦的，中等体质，肌肉坚硬紧张，腹部肌肉板结强直僵硬，怕风怕冷，反复感冒，容易惊恐、心动悸、失眠、害怕，感觉一股气从小腹上冲到皮肤。舌质暗红，舌苔淡白。②很多爱出汗的桂枝体质的人服用玉屏风颗粒没有效果，服用桂枝颗粒效果好。

【禁忌证】人干瘦，脸红，容易亢奋，口干口渴，舌质红，舌苔黄，大便干燥，小便短黄者不能用。

【医案】案1：支原体肺炎

患儿，男，7岁。2016年8月3日初诊。

主诉：反复感冒，咳嗽迁延不愈。

病史：1个月前，患者受凉后出现发热，咳嗽咳痰，诊断为"支原体肺炎"，后经"阿奇霉素"等补液抗感染治疗后肺部炎症吸收，咳嗽症状未缓解。症见：咳嗽咳痰，身体瘦弱，面色萎黄，少气懒言，乏力，纳呆，腹胀，大便干燥，舌淡苔黄薄腻，脉细弱。证系咳嗽，肺脾气虚证。治以益气补肺，健脾消食。

处方：黄芪15g，白术10g，防风8g，茯苓10g，太子参8g，陈皮8g，百部8g，紫菀8g，款冬花8g，焦山楂10g，焦六神曲10g，鸡内金10g，炙甘草6g。

服7剂后，咳嗽、咳痰明显减轻，余症改善。原方续进7

剂，诸症向安。去百部、紫菀、款冬花，继服 14 剂善后调治。随访半年，未复发。

孟胜利，钱雄珍 . 玉屏风散临床应用体会 [J].

中医临床研究，2014，6（19）：107-108.

案 2：经行感冒

患者，女，32 岁。2016 年 10 月 9 日初诊。

病史：平素易感冒，近半年来，每次月经来潮前，反复出现感冒症状，神疲乏力，胃纳不佳，经行量少，经行之后症状缓解。现患者行经后 1 周，面色萎黄，形廋体倦，乏力，纳呆，舌苔薄白，脉细弱。证系肺脾气虚证，治以益气固表，健脾养血调经。

处方：黄芪 30g，白术 15g，防风 10g，党参 15g，茯苓 15g，白芍 15g，当归 12g，川芎 6g，熟地黄 20g，陈皮 10g，益母草 15g，炙甘草 6g。

服 7 剂后，乏力、纳呆改善，原方续服 10 剂后，经期至，未感冒。原方续服 21 剂后，随访半年，患者未再发经行感冒。

毛小慧 . 浅谈玉屏风散的临床应用体会 [J].

医学食疗与健康，2019（1）：2.

二十二、五积丸

【来源】《仙授理伤续断秘方》五积散。

【组成】白芷、枳壳、麻黄、苍术、干姜、桔梗、厚朴、甘草、茯苓、当归、肉桂、川芎、芍药、半夏、陈皮。

【服用方法】口服，每次 9g，每日 1～2 次。

中成药实战速成

【辨证要点】①麻黄体质：体质壮实，肌肉结实，面暗黑或暗黄，不易汗出，面有浮肿。②表证：怕冷，不易汗出，疲倦，流鼻涕，打喷嚏，一身疼痛、沉重、僵硬。③里证：咳嗽咳痰，腹胀、肠鸣、纳差、不消化、容易食积，嗳气呃逆、口淡无味，头昏眩晕，腰凉，四肢关节疼痛，白带多。④舌质白，苔白腻。

【临床运用】①胃肠型感冒。②荨麻疹。③咳嗽。④发热。⑤腰冷、腰凉、腰沉重。⑥痹证：腰痛、骨节疼痛、一身酸痛。⑦食积。

【运用感悟】走表：麻黄、肉桂、白芷主治恶寒发热无汗、鼻塞、流涕、一身沉重、疼痛。走里：平胃散合二陈汤、苓桂术甘汤主治湿、寒、气虚、血瘀。

【禁忌证】①易汗出，一动就汗出。②虚弱之人。③里证、热证、实证：舌质红，苔黄燥，大便干燥，小便短黄，口舌生疮，口苦口臭。

【医案】案1：痤疮

涂某，女，19岁，绵阳涪城区人。2016年1月10日初诊。

主诉：脸上反复的长痤疮。患者一年多前脸上长痤疮，经过各种治疗不愈，听人介绍来我处治疗。现症：身体胖壮，个高，面色黑而结实，脸上多处有痤疮，不出汗，不发热，小便正常，大便稀，饮食正常，口不干，口不苦，口不渴，舌质白，舌苔白腻，手脚冰冷，伴有月经不调，颜色黑，脉沉紧。

分析：不出汗，手脚冰冷，脉沉紧，广义太阳表实证（狭义太阳流鼻涕，恶寒发热）；口不干排除阳明证，口不苦没有少阳证；月经不调，颜色黑（太阴寒湿引起的血瘀，血瘀是果，寒湿水饮是因），大便稀太阴证。

处方：葛根汤加茯苓、白术。葛根 60g，生麻黄（先煎去泡沫）20g，桂枝 30g，炒白芍 20g，炙甘草 15g，生姜 15g，白芷 20g。4 剂。一剂浸泡 30 分钟，再煎 40 分钟，分 3 次喝完。

1 月 15 日二诊：晚上手脚还是冷，脸上痘疮有好转，其他同一诊。

分析：寒湿水饮不仅是在太阴，手脚冰冷是少阴问题，加附子温阳通脉治疗手足冰冷。

处方：葛根 60g，生麻黄 25g，桂枝 30g，炒白芍 20，炙甘草 15g，生姜 20g，大枣 15g，白芷 25g，茯苓 45g，炒白术 30g，制附片 20g。3 剂。制附片先煎 40 分钟，其他药物不浸泡再煎 40 分钟，分 3 次喝完。

1 月 18 日三诊：痘疮，手脚冰冷好转，3 剂善后。

（邓文斌医案）

案 2：畏寒身痛

侯某，女，52 岁。2019 年 3 月 21 日初诊。

主诉：患者全身怕冷，伴有疼痛十多年，加重一个星期听人介绍来就诊。现症：高个子，面白，体胖，说话声音洪亮。全身怕冷，伴有全身疼痛，不汗出，不发热，流清鼻涕，咳嗽，咽喉有痰，不容易咳出来，声音嘶哑，咽喉疼痛，不气紧，口干，想喝水，喝水不能解渴，口腔异味感觉，吃饭正常，大便不好解，不成形，舌质白，舌苔白，边有齿痕，脉沉关浮滑，寸脉沉弱。

分析：怕冷，不汗出，流鼻涕，太阳表实证；咽喉有痰，不容易咳出来，声音嘶哑，舌质白，舌苔白，边有齿痕，大便秘结，不成形，寸关浮滑，太阴痰湿水饮，总体辨证为太阳表实太阴痰湿水饮证。

处方：五积散加味。生麻黄 10g，桂枝 30g，白芷 20g，生姜 20g，葱白 4 根，生半夏 30g，厚朴 30g，茯苓 30g，紫苏叶（后下）20g，桔梗 20g，旋覆花 20g，炒白芍 20g。3 剂。生半夏淘洗六次，打破，加生姜先煮 1 小时，然后加其他药物再次煮 50 分钟，分 4 次喝完。

3 月 26 日二诊：流鼻涕消失，怕冷减轻，咳嗽减轻，声音嘶哑好转，口腔异物消失，怕冷，身痛，跳痛，大便不好解。药已对症，加白术解决便秘的问题。便秘、大便稀溏，多为水饮不化所致。

处方：生麻黄 12g，桂枝 30g，白芷 20g，生姜 20g，葱白 4 条，炒苍术 20g，生半夏 30g，厚朴 30g，紫苏叶 20g，茯苓 40g，炙甘草 6g。4 剂。

4 月 1 日三诊：怕冷，身痛，便秘都进一步减轻，在二诊基础上加炮附片 10g。

患者吃完三诊方后，感觉效果满意，临床症状减轻非常多而停药。

按：这个患者病情简单，辨证简单，可以用的方证多，比如小青龙加半夏厚朴汤，葛根汤加半夏厚朴汤等；我本着广义经方的原则，选用五积散加减同样取得了好的效果，五积散本来就含有半夏厚朴汤，同时用麻黄汤和桂枝汤来解表，患者本来水饮重，故去掉五积散方的芍药，用麻黄、桂枝、生姜、葱白、紫苏叶来解表的病邪；用半夏厚朴汤加减及桔梗甘草汤，以及后来的苓桂术甘汤，来解决在里的（太阴）痰湿水饮，这就是广义经方的态度，葛根汤、小青龙汤大体看似适合，其实没有五积散这样丝丝入口。

（邓文斌医案）

二十三、桑菊感冒片

【来源】《温病条辨》桑菊饮。

【组成】桑叶、菊花、杏仁、连翘、薄荷、桔梗、甘草、苇根。

【服用方法】口服。每次4～8片，每日2～3次。

【辨证要点】①恶寒轻，发热重，轻微发热，咳嗽，咳痰，咽喉痒，眼睛干，鼻孔干燥。②舌质红，苔薄黄，想喝水，脉浮细数。

【临床运用】①咳嗽、咳痰。②慢性咽炎。③荨麻疹。④睑腺炎。⑤支气管哮喘。⑥慢性支气管炎。

【运用感悟】银翘散主要治疗风温引起的恶寒、发热，鼻塞、流黄涕；桑菊饮主要治疗风温引起的咳嗽、咳痰，以干咳为主，咽喉痒。若伴有恶寒、不出汗，可加少许麻黄，效果非常好。

【禁忌证】若恶寒重，发热轻，鼻塞，流清涕，咽喉肿痛但是不红，舌体胖大，有齿痕，舌苔淡红，苔白，便溏，表寒里寒者不能用。

【医案】案1：慢性支气管炎

患者，女，64岁。2019年8月17日初诊。

主诉：间断咳嗽、胸憋3个月，伴咯血2次。

病史：咳嗽多为刺激性呛咳，咯吐少量灰褐色痰，伴咽部干痒不适，期间发生 2 次咯血，为鲜红色夹痰血块。曾就诊于我院，行胸部 CT 检查显示右肺中叶内侧肺不张、慢性支气管炎，行支气管镜检查显示右肺中叶内侧段支气管炎症改变。症见阵发性刺激性呛咳，时觉胸憋、咽部干痒，咳吐少量白黏痰且夹杂血丝，食欲欠佳，大便偏干，舌暗红，苔黄稍腻，脉弦数。中医诊断为咯血，辨为风热犯肺、瘀血内阻证。

处方：桑菊饮加减。桑叶、菊花、桔梗、薄荷（后下）、苦杏仁、桑白皮、白芷、白及、茜草、仙鹤草、玄参、白术（麸炒）、厚朴各 10g。中药配方颗粒 5 剂。每日 1 剂，水冲 200ml，分早晚两次温服。

2019 年 8 月 24 日二诊：患者自诉症状减轻，未再出现咯血，痰中血丝消失，咳嗽、气紧明显好转，但仍觉咽干，偶有胃灼热、反酸，上方加海螵蛸 15g，炒荔枝核 10g，以健脾行气护胃，继服 6 剂。

2019 年 8 月 31 日三诊：患者病情较前改善，上方去茜草、仙鹤草，加款冬花、百合等润肺药善后。

案 2：慢性咽炎

患者，女，51 岁。2018 年 2 月 7 日初诊。

主诉：咽痒、咳嗽 1 个月。

病史：患者自诉 10 多年前在工厂上班时被有害化学气体外熏后遗留咽哑、咽部异物感，饮食、起居稍有不慎易诱发咽痒、咳嗽。1 个月前因外感病情再次发作，刻下症见咽痒，干咳，咯痰不明显，大便干燥，舌暗红，苔黄稍腻，脉弦。

中医诊断：喉痹，属风温犯肺。

处方：桑菊饮加减。赤芍、石菖蒲、芦根各 15g，桑叶、菊花、桔梗、连翘、玄参、桑白皮、苦杏仁、薄荷（后下）、黄芩片、瓜蒌各10g，甘草片5g。中药配方颗粒6剂。每日1剂，水冲200ml，分早晚两次温服。

2018年2月13日二诊：患者诉咳嗽、咽干、咽痒明显好转，但自觉咽部有异物感，仍有轻微咽哑，初诊方去桑白皮、黄芩片、瓜蒌，继服7剂善后。

申静.桑菊饮临床方证浅析[J].中国民间疗法，2020，28（8）：102-104.

二十四、小柴胡颗粒、小柴胡汤丸

【来源】《伤寒论》小柴胡汤。

【组成】柴胡、姜半夏、黄芩、党参、甘草、生姜、大枣。

【服用方法】开水冲服。每次1～2袋，每日3次。

【辨证要点】①体质因素：小柴胡体质，中等偏瘦偏弱，面青，面黄，面抑郁，无精气神；②寒热往来：寒热交替出现，口苦口干，头晕目眩，胸胁胀满，心下胀满，大便秘结，脉弦。

【临床运用】①发热，长年发热；②感冒，虚人感冒；③妇人月经期间感冒发热；④咳嗽；⑤肝胆性疾病；⑥抑郁症；⑦疼痛：胸胁部疼痛，乳房疼痛；⑧身体两侧疾病（也就柴胡带上的疾病）。

【运用感悟】本方治疗感冒，尤其是反复感冒，虚人感冒效果好。内外妇儿全科都可以用。

【禁忌证】若恶寒重，发热轻，鼻塞，流清涕，咽喉肿痛但是不红，舌体胖大，有齿痕，舌苔淡红，苔白，便溏，表寒里寒者不能用。

【加减运用】①伴有出汗，怕风发热，加桂枝颗粒；②舌苔白厚腻，口淡无味，加平胃丸；③反酸加左金丸；④咳嗽咳痰，白色痰块，加二陈丸；⑤伴有腹泻，肠鸣，纳差，腹胀加理中丸。

【医案】案 1：口苦、纳差

谭某，女，48 岁，绵阳涪城区人。2020 年 3 月 15 日初诊。

病史：患者因口干，口苦，消化不好来就诊。现症：体瘦，面黄，神倦。不发热，不恶寒，出汗正常。口干，口苦，喝水一般，嗳气，胃脘部怕冷，胃脘胀，怕吃冷，喜吃热，消化不好，不容易饿，大便酸臭，不成形，每日一次，舌质淡红，舌苔淡红，有齿痕，脉细弦。

辨证：少阳太阴证。

处方：小柴胡汤去黄芩合《外台》茯苓饮。北柴胡 20g，党参 12g，炙甘草 10g，生姜 10g，大枣 10g，茯苓 30g，炒白术 20g，枳壳 30g，陈皮 30g，鸡矢藤 30g，白豆蔻（后下）10g。4 剂。一剂用冷水浸泡 40 分钟，大火煮开，小火煮 40 分钟，去渣再煎煮五分钟，分四次喝完。

4 月 11 日二诊：患者口干，口苦消失，嗳气消失，腹胀消失，大便成形，胃口较前好转，胃脘灼热，咽喉与食道处有异物梗阻感，脉沉滑。

辨证：太阴痰湿水饮证。

处方：《外台》茯苓饮合半夏厚朴汤。党参 15g，白术（炒）30g，枳壳 20g，陈皮 20g，生姜 15g，姜半夏 15g，茯苓 25g，紫苏梗 20g，厚朴 15g，鸡矢藤 30g。4 剂。

后来患者各方面基本好转，饮食禁忌放宽后，又出现口干，口苦，继服小柴胡汤合《外台》茯苓饮；口苦消失，消化不好，去掉小柴胡汤，再以《外台》茯苓饮加味治疗，最后痊愈而结束吃药。

按：做经方，切记不要固定思维，辨证为少阳和太阴证，不一定用柴胡桂枝干姜汤。辨证为少阳，太阴证，可以不用柴胡桂枝汤，这个患者如果用柴胡桂枝汤的话，效果没有小柴胡汤合《外台》茯苓饮好。柴胡桂枝干姜汤清少阳郁热是没有问题，对于患者这样的太阴问题一个桂枝干姜是不太能解决的。患者嗳气，腹胀，大便不成形，胃脘部怕冷，不知饥，脉弦滑，舌苔有齿痕，这是太阴虚寒水饮夹杂气滞，这些症状桂枝干姜力不从心，恰好《外台》茯苓饮里面，茯苓白术生姜化饮化湿（大便不成形，有齿痕），人参生津消心下痞满，枳实陈皮生姜化气滞气逆，开胃进食，治疗嗳气，纳差，消化不好，这就是精细的辨方证法。加鸡矢藤消食消积导滞，白豆蔻开胃进食，化饮，这就是辨药证法。

（邓文斌医案）

案2：眩晕

张某，女，45岁。2019年3月初诊。

病史：患者有习惯性体位性眩晕病，一年发作一次，在我这里吃三剂药好转后，就不再来治疗，基本能维持一年，今因体位性眩晕再次发作来治疗。现症状如下：瘦高个子，面青黄，神疲。眩晕，主要是起床和躺下或是上厕所起蹲就会加剧，平时缓解；伴有恶心，反胃，头昏，胸肋胀满，嗳气，口苦，口干，舌质淡红，舌苔淡红，薄黄，多津，水滑，脉弦滑数。

辨证：少阳太阴痰湿水饮证。

处方：小柴胡汤合泽泻汤、二陈汤。北柴胡30g，黄芩20g，南沙参15g，炙甘草15g，生姜15g，茯苓20g，泽泻20g，姜半夏20g，橘皮15g，菊花15g，胆南星15g，天麻20g，白术15。3剂。一剂浸泡1小时，大火煮开，小火煮40分钟，分4次喝完。

2020年元月，她来看其他病，说眩晕没有再发作过。我用这个组合方剂治好过很多这类眩晕的患者。

（邓文斌医案）

第3章 常用的咳嗽类中成药

一、苏子降气丸

【来源】《太平惠民和剂局方》苏子降气丸

【组成】紫苏子（炒）、厚朴、前胡、甘草、姜半夏、陈皮、沉香、当归。

【服用方法】口服。每次 6g，每日 1～2 次。

【辨证要点】①咳嗽，痰多，咳痰无力，咳白、泡沫痰，甚至可以听到痰鸣、喘息，胸膈满闷；②下焦肝肾虚寒：腰膝酸软，怕凉，容易反复感冒，下肢水肿，气喘，一走就喘。

【临床运用】①咳嗽咳痰。②气喘。③胸膈满闷。④水肿。

【运用感悟】痰分为燥痰：干咳，难咳痰，口干，口渴，口鼻干燥，流鼻血。风痰：咽痒咳嗽，见风咳嗽。寒痰：清稀白色泡沫痰。热痰：痰黄黏稠。湿痰：咳嗽声音重或沉，早晚加重，痰白黏稠，舌质白，舌苔白，有齿痕，疲倦乏力，消化不好，大便偏干或偏稀。本方治疗下焦虚寒咳喘。

【禁忌证】阴虚舌红无苔，腰膝酸软，咳嗽咳喘，手足心烦热，小便短黄，大便干燥者不能用，用七味都气丸治疗。

【医案】案1：咳嗽

许某，男，82岁。2015年2月2日初诊。

患者8年前无明显诱因出现咳嗽，甚则气喘，每年冬春季发，呈进行性加重，1周前因受凉感冒再次发作，咳嗽伴咯大量黄黏痰，后转为少量白痰，动则气喘，不能平卧，甚则心悸，伴气短、乏力，舌质暗红，苔黄腻，脉数。查胸片示：两肺纹理增多紊乱模糊。血常规示：中性粒细胞占比为76.7%，淋巴细胞占比为8.5%，单核细胞占比为11.4%，淋巴细胞绝对值0.5，白细胞计数为5.89×10^9/L，红细胞计数为4.25×10^{12}/L。查体：两肺呼吸音粗，双下肺可闻及湿啰音。门诊拟"慢性支气管炎伴感染"于2015年2月3日收住入院。

起初暂予以哌拉西林他唑巴坦3.39g，每8小时用药1次，抗感染，氨溴索90mg，日2次，化痰平喘；多索茶碱0.3mg，日1次，平喘；特布他林5mg，异丙托溴铵500μg，布地奈德雾化液3mg联合雾化吸入抗炎解痉平喘，效果不显。后加用中药治疗，方选苏子降气汤加减，组方如下：炒紫苏子10g，黄芩6g，黄芪20g，炒白术15g，前胡12g，葶苈子10g，全蝎4g，山茱萸15g，云茯苓15g，杏仁6g，桔梗6g，潞党参20g，山药30g，广郁金15g，生甘草6g。水煎服，每日1剂，共4剂。

2月7日医生查房，患者仍有咳嗽，咳少量白黏痰，但症状较前明显好转。无恶寒发热，无明显气喘，无乏力，无胸痛，无头晕头痛，无恶心呕吐，无腹痛腹泻，胃纳可，睡眠安，大小便正常。查体：两肺呼吸音粗，双肺未闻及明显干湿啰音。舌质暗红、苔黄腻，脉数。2月9日医生查房，患者咳嗽咯痰不显，病症改善，无明显气喘，无恶寒发热，无乏力，无胸痛，无头晕头痛，无恶心呕吐，无腹痛腹泻，胃纳可，睡眠安，大小便正常，查体：两肺呼吸音粗，双肺未闻及明显干湿啰音。患者病情改善，予以出院。并开上述中药7剂回家服用，建议门急诊随诊。

韩知言.苏子降气汤治疗肺系疾病验案举隅[J].中国中医药现代远程教育，2016，14（5）：127-129.

案2：咳嗽

徐某，男，62岁。2014年12月28日初诊。

患者10余年前无明显诱因开始出现咳嗽咯少量白黏痰，无咯血，秋冬季节加重，持续时间数月不等，近2年在上述症状基础上出现气喘胸闷心慌时作，情志不畅，并于外院确诊"慢性阻塞性肺疾病、慢性肺源性心脏病"，予积极抗感染、止咳、化痰、平喘治疗，病情稍可控制。1周前患者无明显诱因咳喘加重，胸闷，可平卧，无胸闷心慌，无恶心呕吐，无恶寒发热，无头晕头痛，无腹部疼痛，上腹部怕冷，嗳气反酸时作，食纳不香，二便正常，夜寐尚可。心电图：窦性心律，V_5、V_6导联R/S＜1。

查体：双肺呼吸音低，两肺可闻及明显干湿啰音。舌尖红、苔白腻，舌体胖大有齿印，脉沉细。审其脉证，属痰浊蕴肺型喘证。治以化痰降气平喘，疏肝理气兼以扶正。

处方：苏子降气汤加减。炒紫苏子10g，葶苈子10g，桔梗8g，姜半夏12g，姜竹茹10g，干姜8g，春柴胡10g，川黄连1g，吴茱萸2g，炒白芍12g，厚朴6g，射干8g，前胡12g，陈皮8g，炙黄芪15g，云茯苓15g，炒白术15g，生甘草5g。水煎服，每日1剂，共14剂。

2周后复诊，患者咳嗽气喘较前减轻，咳少量白痰，无咯血，可平卧，无胸闷心慌，无恶心呕吐，无恶寒发热，无头晕头痛，无腹部疼痛，无嗳气反酸，食纳尚可，小便频数，大便正常，夜寐尚可。查体：双肺呼吸音低，两肺未闻及明显干啰音。患者病情多有好转，予以定期门诊随访。

韩知言.苏子降气汤治疗肺系疾病验案举隅[J].中国中医药现代远程教育，2016，14（5）：127-129.

二、通宣理肺片、丸、颗粒

【来源】《太平惠民和剂局方》三拗汤。

【组成】紫苏叶、前胡、桔梗、苦杏仁、麻黄、甘草、陈皮、半夏（制）、茯苓、枳壳（炒）、黄芩。

【服用方法】口服。大蜜丸每次2丸，每日2～3次。

【辨证要点】①恶寒发热，流清涕，咳嗽，咳痰，痰白，成块状，痰多黏稠，早上加重；②口不干口不苦，舌质淡红，苔白，有齿痕。

【临床运用】①外感风寒感冒。②咳嗽。

【运用感悟】本方为二陈汤加三拗汤加桔梗甘草汤加紫苏叶、前胡。主治咳嗽，咳痰，痰多黏稠，痰白，成块状，口不干口不苦，舌质白，苔白，有齿痕。

【禁忌证】恶寒轻，发热重，黄鼻涕，咯血患者不用。

【加减运用】①恶寒重，流清水样鼻涕，痰液清稀加小青龙颗粒；②哮喘严重加寒哮丸。

【医案】案1：腹痛伴咳嗽

患儿，女，3岁1个月。2020年3月6日初诊。

主诉：腹痛 1 个月余，加重伴咳嗽 1 周。

既往史：查腹部彩超示肠系膜淋巴结增生，纳差，呕吐恶心，睡眠喜翻身，就诊前曾低热 1 周，体温 35.6℃，服用奥司他韦、抗病毒口服液、小儿氨酚黄那敏颗粒等，症状稍改善。

现病史：咳嗽夜甚，痰黏色白，不易咳出，流涕，打喷嚏，睡易惊，喜翻身，呕吐，大便色黄偏黏稠，纳食可，淡红舌白苔。

处方：云茯苓、法半夏、连翘、木瓜、乌梅、焦山楂、炒麦芽、炒谷芽、鸡内金、川楝子、延胡索、五灵脂、炙百部各 10g，陈皮、莱菔子、麸炒枳壳、焦槟榔、莪术、炙远志、炙甘草、桔梗各 6g，炒白芍、炒枣仁各 15g，细辛 3g。7 剂。每日 1 剂，水煎服分两次分服，避风寒。

2020 年 3 月 14 日二诊：初诊方服尽后，患儿腹痛转佳，咳嗽多以晨起睡前为主，痰黏不易咳出，流涕、打喷嚏，偶有鼻塞咽痛、清嗓，睡时较前安稳，大便偏干，纳佳，淡红舌白苔。

处方：守初诊方去桔梗、鸡内金、炒枣仁，加入浙贝母 15g，辛夷、山栀各 6g，苍耳子 10g。7 剂。每日 1 剂，水煎服分两次分服，避风寒。

2020 年 3 月 21 日三诊：调方服尽后追问现症，患儿诸症消失，纳眠可，二便调。为巩固治疗，二诊方不作调整，7 剂，每日 1 剂，水煎服分两次分服，避风寒。

王宝宝，李玉霞，史正刚，等 . 浅谈张士卿教授运用二陈汤化裁治疗小儿肺脾二系疾患 [J]. 中国中西医结合儿科学，2020，12（5）：463-465.

案 2：食欲不振

患儿，男，5 岁。2019 年 12 月 5 日初诊。

主诉：食欲不振 6 月余。

现病史：自汗盗汗，睡眠易惊，喜翻身踢被，纳食少，挑食，身体发育指标较标准偏低，大便先干后稀，小便可，平素易感冒，流清涕，鼻塞，淡舌薄白苔。

处方：云茯苓、法半夏、连翘、木瓜、乌梅、焦山楂、炒麦芽、炒谷芽、鸡内金、当归各 10g，陈皮、莱菔子、麸炒枳壳、焦槟榔、炙甘草、远志各 6g，炒白芍、煅龙骨、煅牡蛎、浮麦、炒枣仁各 15g，胡黄连 3g。7 剂。每日 1 剂，水煎服分两次分服，忌食用生冷、辛辣之品。

2019 年 12 月 12 日二诊：服初诊方后患儿纳食稍增，睡眠易惊，翻身，盗汗，自汗以头汗为主，活动后加重，手足心热，咽稍红，大便偏稀，小便可，淡舌薄白苔。初诊方去木瓜、焦槟榔，加玄参、五味子各 6g。7 剂。每日 1 剂，水煎服分两次分服，忌食用生冷、辛辣之品。

2019 年 12 月 19 日三诊：二诊方服尽后，患儿诸症消失，睡觉较安稳，挑食，大便恢复正常。上方去浮麦，加炒白术 6g，炒山药 15g。7 剂。每日 1 剂，水煎服分两次分服，忌食用生冷、辛辣之品。

2019 年 12 月 26 日四诊：食欲增加，夜间安稳，未诉其他不适，以巩固疗效，三诊方继服 7 剂，每日 1 剂，水煎服分两次分服，忌食用生冷、辛辣之品。

王宝宝，李玉霞，史正刚，等．浅谈张士卿教授运用二陈汤化裁治疗小儿肺脾二系疾患 [J]．中国中西医结合儿科学，2020，12（5）：463-465.

三、寒喘丸

【来源】《金匮要略》射干麻黄汤。

【组成】清半夏、大枣（去核）、麻黄、射干、细辛、款冬花、紫菀、五味子（酒制）、干姜。

【服用方法】口服。每次 3～6g，每日 2 次，小儿酌减。

【辨证要点】①哮喘，喉中痰鸣音；②痰白色清稀，遇寒加重。

【临床运用】咳嗽咳喘。

【运用感悟】本方治疗虚寒性咳喘，咽喉有严重痰鸣为特点。

【禁忌证】痰黄黏稠者不能用。

【加减运用】①伴有流清鼻涕，身体痛加小青龙颗粒；②痰多可以加六君子丸，或巩固期服用六君子丸；③下焦虚寒可以加苏子降气丸。

【医案】咳喘

顾某，男，63 岁。2017 年 10 月 22 日初诊。

患者因为咳嗽咳喘严重前来就诊。患者是我的老顾客，回老家感冒咳嗽，服药后感冒好转，但咳嗽咳喘气紧未见好转，专程来治疗。现症：体壮实，高大，面色黧黑，浮肿，咳嗽，咳痰色白，有时干咳，咳喘气紧胸闷，咽喉中有痰鸣声，不流清涕，不打喷嚏，不发热，不发冷，舌质白，舌苔白厚，口不干，口苦，口淡无味，大便每日 2～3 次，量少，难解，并不干燥，右脉沉滑，左脉弦滑。

分析：面色黧黑，浮肿，这些都是痰湿水饮瘀血的指征，是长期慢性形成的伏邪。不流鼻涕，不打喷嚏，不发热，不恶寒，没有太阳病；口不干，没有阳明病；口苦也不能认定少阳病，后面没有一个症状支持少阳（没有脉弦，没有寒热往来，没有胸胁苦满）；咳嗽，咳喘气紧胸闷，咳痰色白，喉中痰鸣声，舌质白，舌苔白厚，脉沉弦而滑，是太阴痰湿水饮上犯；同时太阴寒湿久不解致口苦，寒湿下注于大肠，导致津亏气滞，大便不干但是难下。

方用射干麻黄汤加小青龙汤，因为没有外感则去掉桂枝、大枣、白芍、干姜代替生姜，再加茯苓杏仁甘草汤治疗气紧胸闷咳喘，加生白术润肠通便，加旋覆花治疗咳喘。半夏、姜、细辛、五味子是小青龙汤、射干麻黄汤、苓甘五味姜辛夏汤的相同药味，故本方也可看作是苓甘五味姜辛夏汤合射干麻黄汤再合茯苓杏仁甘草汤。

处方：射干 20g，麻黄（先煎去泡沫）20g，紫菀、款冬花、白细辛各 20g，北五味子 15g，干姜 15g，生半夏（与干姜先煎一个小时）40g，茯苓 30g，炙甘草 10g，杏仁 20g，旋覆花（布包）20g，生白术 30g。3 剂。一剂浸泡 30 分钟，煎煮 1 次，分 4 次喝完。

2017 年 10 月 22 日二诊：药后诸症均好转，上方 3 剂继服，并告知他面色黧黑是少阴水寒，是长期水饮不化慢慢形成瘀血，瘀血久不解成痰，反过来痰也会加重瘀血。痰涎、瘀血、水湿三者互为因果，这样对身体很不利，是肿瘤的培养基地，需要后期用真武汤或是附子汤或是其他方子加减慢慢善后，治疗病根。可惜患者害怕花钱，未把医生的告诫当回事。

（邓文斌医案）

四、清气化痰丸

【来源】《医方考》清气化痰丸。

【组成】酒黄芩、瓜蒌仁霜、半夏（制）、胆南星、陈皮、苦杏仁、枳实、茯苓。

【服用方法】口服，每次6～9g，每日2次。

【辨证要点】①咳嗽咳痰，黄稠痰，舌质红，苔黄腻或薄黄，口干口渴，喜欢喝水，脉滑数而有力；②大便干燥，小便短黄。

【临床运用】①咳嗽咳痰。②胃痛。③痰热或痰热夹瘀：高血压、高血脂、高血糖、眩晕、中风。

【运用感悟】本方为二陈汤合导痰汤加瓜蒌仁、杏仁、黄芩，主治咳嗽多有黄痰。

【禁忌证】虚寒的咳嗽咳痰：咳稀痰（白色泡沫痰或痰液如蛋清一样），舌苔水滑，口不干不苦，易腹泻，背心凉者不能用。

【加减运用】①发热咳喘加麻杏石甘汤。②痰黄稠难出来加鲜竹沥液。

【医案】喉痹

张某，女，40岁。2019年5月3日初诊。

病史：咳嗽持续两个月，伴咳少量泡沫样痰夹黄腻痰，咳嗽剧烈时恶心呕吐，平素易思虑过度。喉内镜检查示咽黏膜慢性充血，舌根淋巴组织增生。舌淡红苔黄腻，脉弦滑。

西医诊断：慢性咽炎。

中医诊断：喉痹，辨证为痰火郁结。

治法：化痰清热，利咽散结。

处方：清气化痰丸合逍遥散化裁。胆南星 12g，黄芩 10g，瓜蒌 30g，炒白术 10g，炒苦杏仁 10g，陈皮 10g，麸炒枳壳 10g，茯苓 10g，炒紫苏子 10g，北柴胡 10g，当归 10g，白芍 10g，薄荷（后下）6g，清半夏 10g，紫苏梗 10g，广藿香 15g。5 剂，每日 1 剂，水煎 300ml，早晚 2 次分服。

2019 年 5 月 7 日二诊：咽痒、咳痰症状基本消失，咳嗽症状缓解，口腔部检查示咽黏膜慢性充血，舌淡红苔薄黄微腻，脉滑。原方加佩兰 30g，炒白扁豆 20g。继服 7 剂。

2019 年 5 月 14 日三诊：诸症消失。口咽部检查示咽黏膜淡红。舌淡红苔薄白，脉平缓。遂暂停服药，嘱调饮食、畅情志。

赵月惠，谯凤英 . 清气化痰丸临床应用体会 [J].实用中医药杂志，2021，37（1）：145-146.

五、苓桂咳喘宁胶囊

【来源】《金匮》苓桂术甘汤。

【组成】茯苓、桂枝、白术（麸炒）、甘草（蜜炙）、法半夏、陈皮、苦杏仁、桔梗、龙骨、牡蛎、生姜、大枣。

【服用方法】口服。每次 5 粒，每日 3 次。

【辨证要点】①咳嗽，痰多，咳清稀或块状白痰，容易咳出，胸闷气短，喘息；②水饮，背心冷，受凉加重，伴有下肢水肿；③舌质淡红，舌苔白腻水滑。

【临床运用】①咳嗽；②咳喘；③眩晕：头昏，头晕，头沉重，梅尼埃病；④心慌，心悸，心痛，阵发性心动过速；

⑤胃凉，肠鸣音；⑥失眠；⑦奔豚；⑧多痰证。

【运用感悟】本方为苓桂术甘汤、二陈汤、桂枝加龙骨牡蛎汤的合方，主治由脾胃虚寒，水饮停滞引起的咳嗽咳痰，心慌心悸，眩晕等疾病。

【禁忌证】咳黄痰，口干口苦，喜欢喝凉水，咽喉红肿，舌质红，小便短黄者不能用。

【医案】

2019 年 12 月 8 日晚，我从中医馆坐诊回来，中医馆与外面温差大，回来公交车上人多拥挤，吃饭后有点头昏，习惯性地认为是感冒，抓了小剂量的桑菊饮吃了，因本人素体阳热过旺，感冒一般吃银翘散或是桑菊饮。喝了药不舒服，然后赶快睡下，一会儿头昏，头眩，恶心，干呕，头非常胀痛，感觉不对，马上服用 1 袋藿香正气颗粒，感觉不行，心想眩晕，恶心，应该是小柴胡汤证，又立刻换成小柴胡颗粒两包服下，恶心反胃缓解，就坚持到天亮。还是头痛，头胀，不能改变体位，不然就眩晕，对镜子看舌苔白滑，有齿痕。脉弦滑大。

辨证：少阳太阴证。

处方：小柴胡汤去黄芩合四苓散、泽泻汤。北柴胡 20g，太子参 12g，甘草 6g，姜半夏 10g，茯苓 20g，白术 20g，泽泻 50g，橘皮 20g，猪苓 10g。1 剂。

一剂立刻煎煮，服用后 10 分钟吐了，吃饭还是恶心，干呕，过了 1 小时把剩下的药液煮开，慢慢喝下去，1 小时后恶心消失，想吃饭。

当天下午听到肠鸣，见到舌苔水滑，小便少，确定是太阴水饮伴有微表证，用苓桂术甘汤合泽泻汤加藿香、橘皮。茯苓

40g，白术 20g，桂枝 8g，炙甘草 10g，泽泻 60g，橘皮 30g，藿香（后下）20g。1 剂，2 次喝完。

12 月 9 日二诊：患者头痛、头胀、体位眩晕消失，还是口淡无味，肠鸣，头昏，小便少。在苓桂术甘汤基础上加泽泻合五苓散一剂善后，茯苓 40g，桂枝 10g，白术 30g，炙甘草 15g，泽泻 50g，猪苓 20g，橘皮 20g。1 剂煎煮分 3 次喝，服完后痊愈。

（邓文斌医案）

六、养阴清肺糖浆

【来源】《重楼玉钥》养阴清肺汤。

【组成】地黄，玄参，麦冬，甘草，牡丹皮，川贝母，白芍，薄荷脑。辅料为乙醇、单糖浆，防腐剂为苯甲酸钠。

【服用方法】口服，每次 20ml，每日 2 次。

【辨证要点】①体质因素：偏瘦，中等，面红，颧骨部位红，对环境适应力差，易心烦、焦虑、失眠、惊恐、饥饿、烦躁，毛发干枯，眼睛干涩；②口干口苦，想喝水，喝水不解渴，牙龈易出血，咳嗽，咳痰，刺激性干咳，无痰，胸痛咯出血丝，大便干燥，羊屎状，小便短黄，身上爱起疮疡，发痒，手脚心发烫；③舌质红，舌苔红，脉细数。

【临床运用】①咳嗽。②肺结核。③便秘。

【运用感悟】本方适应于干咳无痰；但是有的干咳无痰用本方效果不好，可能是虚寒性咳嗽，可以用小青龙颗粒或是小柴胡颗粒。

【禁忌证】虚寒型咳嗽：刺激性干咳，舌质白，舌苔白，有齿痕，不想喝水，甚者咯血者不能用。

【加减运用】①咽喉痛可以含服复方冬凌草含片；②有黄痰，咳嗽，见热加重，加急支糖浆；③咽喉干，加百合固金丸。

【医案】案1：便秘

张某，男，50岁。1995年1月12日初诊。

病史：自1982年始，常大便秘结难解，时感心烦、口干，饮食如常。1年后症状加重，3～4天大便1次，入厕需半小时以上，努挣方解1～2粒羊屎便块。10多年来多方求医，选服中西药治疗罔效。每次大便需服果导片20粒、大黄苏打片20粒，方可暂得一解，停药如故，久服润下、清热、养血之品，便秘有增无减。现已8天未解大便，伴心烦，口干，腹胀不适，面部烘热，舌红、少苔，脉弦细数。

中医诊断：便秘，证属肺胃阴虚，大肠失濡。

治法：清肺润燥，养阴滋肾。

处方：养阴清肺汤加减。生地黄30g，麦冬、白芍各12g，川贝母、生甘草、牡丹皮、枳壳各6g，玄参、肉苁蓉各15g，薄荷3g，菟丝子20g。每日1剂，水煎服。

4剂后，大便2次，上症均减，腹安食增，精神好转。续服7剂后大便畅利，每日1次。后每隔4天进服1剂，以资巩固。随访2年，大便正常。

宋乃忠.养阴清肺汤新用[J].新中医，2001（2）：67-68.

案2：肺痨

曾某，男，32岁。1996年8月15日初诊。

病史：患者于3年前，经X线检查诊断为右肺浸润型肺结核，一直服抗结核药治疗，5 天前外感风寒，发热恶寒，头痛身痛，咳嗽。前医予以辛温解表为治，汗大出，翌日不恶寒，但发热，心烦，口干渴，咽喉燥痛，手足烦热，盗汗，咳嗽痰中带血，乏力难支，舌红、少苔，脉细数。

辨证：气阴两伤，虚火灼肺。

治法：养阴润肺，清热止血。

处方：养阴清肺汤。生地黄、白芍、玄参各 12g，生甘草5g，川贝母、牡丹皮各 6g，麦冬、阿胶（烊化）各 10g。3 剂，每日 1 剂，水煎服。

二诊：咳嗽、烦躁、出汗减轻，唯痰中仍见血丝。前方加款冬花、百合各 12g，墨旱莲 10g，续服 4 剂，诸症皆平。

宋乃忠. 养阴清肺汤新用 [J]. 新中医，2001（2）：67-68.

七、百合固金丸

【来源】《医方集解》百合固金汤。

【组成】白芍、百合、川贝母、当归、地黄、甘草、桔梗、麦冬、熟地黄、玄参。

【服用方法】口服。水蜜丸，每次 6g，大蜜丸每次 1 丸，每日 2 次。

【辨证要点】①体质因素：偏瘦，中等，面红，颧骨部位红，对环境适应力差，易心烦、焦虑、失眠、惊恐、饥饿、烦躁，毛发干枯，眼睛干涩；②口干口苦，想喝水，喝水不解渴，牙龈易出血，咳嗽、咳痰、咳出血丝，大便干燥，羊屎状，小便短黄，身上爱起疮疡，发痒，手脚心发烫；③舌质红，舌苔红，脉细数。

【临床运用】阴虚咳嗽，咽喉干痒。

【运用感悟】本方适合肺肾阴虚内热的咳嗽。

【禁忌证】虚寒型咳嗽：刺激性干咳，舌质白，舌苔白，有齿痕，不想喝水，甚者咯血者不能用。

【医案】案1：咳嗽

处方：三七（送服）6g，白及30g，百合30g，生地黄15g，熟地黄15g，玄参15g，麦冬12g，川贝母（送服）6g，当归12g，生白芍12g。

吕某，男，36岁，患支气管扩张，反复发作咯血4年，发作均在每年的3月和10月。1988年3月，咳嗽，气粗，胸隐痛，痰黄带血，时咯鲜血，经西医对症治疗，咯血好转。同年8月29日来诊，诊见面红，微咳，痰少不易出，咽干，纳少，苔黄薄欠润，舌红微紫，脉细数。即投七及百合固金汤加减，二诊时，纳增，咳愈。原方随症加减，疗程两个月，病未复发。次年2月和9月，再照上方增减各服1个疗程，仍未复发。1990年3月，再次咯血，经针药止血，按前方增减予以预防治疗，连续两年，每年2月和9月各服1个疗程，至今5年余，病未复发。

屠文先.七芨百合固金丸防治支气管扩张咯血11例[J].
中国民间疗法，1996（5）：7.

案2：肺癌咳嗽

刘某，男，60岁，清苑县农民。自述干咳少痰，腰酸两个月余,CT示左肺巨大软组织影，分叶。穿刺病理：高分化鳞癌，放疗近1个疗程因剧烈咳嗽、胸痛甚不能坚持放疗，来服中药，初诊见患者消瘦，面色晦暗，胸部见放疗画线标记。脉细数，尺脉沉弱，舌红无苔少津、裂纹，辨为肺肾阴虚证，投以百合固金汤加川贝母 10g，紫菀 20g，服 1 个月后来诊，诉有痰容易咳出，胸痛得缓，咳嗽明显减轻。

李佩文 . 百合固金汤在肺癌急症中的应用 [J]. 医学理论与实践，2011，24（11）：1290-1291.

八、蛤蚧定喘丸

【来源】《伤寒论》麻杏石甘汤加味。

【组成】生瓜蒌仁、生紫菀、麻黄、鳖甲、黄芩、甘草、麦冬、黄连、百合、炒紫苏子、生石膏、杏仁、煅石膏、蛤蚧。

【服用方法】口服。水蜜丸，每次 5～6g，小蜜丸每次 9g，大蜜丸每次 1 丸，每日 2 次。小蜜丸，每 60 丸重 9g；大蜜丸，每丸重 9g。

【辨证要点】①体质因素：偏瘦，中等，面红，颧骨部位红，对环境适应力差，易心烦、焦虑、失眠、惊恐、饥饿、烦躁，毛发干枯，眼睛干涩；②口干口苦，想喝水，喝水不解渴，牙龈易出血，咳嗽，咳痰，咳出血丝，大便干燥，羊屎状，小便短黄，身上易发疮疡，发痒，手足心发烫；③舌质红，舌苔红，脉细数。

【临床运用】①哮喘。②咳嗽。③肺结核。

【运用感悟】主要用于肺肾两虚、肾不纳气，阴虚内热所致的咳嗽、喘证，不思饮食等。

【禁忌证】脾胃虚寒者禁用。

九、三拗片

【来源】《太平惠民和剂局方》三拗汤。

【组成】麻黄、苦杏仁、甘草、生姜。

【服用方法】口服。每次 2 片，每日 3 次。7 天一个疗程。

【辨证要点】恶寒、发热、鼻塞声重，语音不出，头痛目眩、四肢拘挛、咳嗽痰多、胸闷气短，口不渴，苔白，脉浮者。

【临床运用】①风寒感冒。②风寒咳嗽。③哮喘、支气管炎。

【运用感悟】三拗汤用于风寒外郁、无汗的外感风寒表证。

【禁忌证】流黄鼻涕，鼻孔干燥，扁桃体红肿疼痛，口干口渴，小便短黄，大便干燥，舌质红，苔黄燥者不能用。

【医案】案1：肺阴亏耗

李某，女，40 岁。2014 年 4 月 20 日初诊。

主诉：咳嗽 2 年余。

病史：患者诉自前年 5 月份开始干咳，医院诊断为变异性过敏性咳嗽，服布地奈德治疗后情况基本痊愈，去年 8 月份复发，后服用布地奈德疗效不佳，反复咳嗽，严重时夜不能寐，特寻求中医治疗。现症：咳嗽，无痰，咳声短促，夜间及晨起加重，神疲，夜寐差，饮食可，二便调，月经正常，舌红少苔，脉弦细。

辨证：肺阴亏虚，虚热内灼，肺失润降。

治法：滋阴润肺，化痰止咳。

处方：麻黄 6g，苦杏仁 10g，蝉蜕 5g，川贝母 6g，甘草 3g，百部 10g，桔梗 10g，麦冬 10g。7 剂。每日 1 剂，水煎分

2次服。

药后咳嗽基本痊愈，随访至今，未曾发病。

孙彦波，黄政德，彭瑾珂，等．黄政德教授临床运用加味
三拗汤治疗咳嗽验案三则 [J]．湖南中医药大学学报，
2017，37（11）：1258-1260.

案2：风寒袭肺

张某，男，25岁。2014年10月13日初诊。

主诉：咳嗽1周余。

病史：患者诉1周前因受凉诱发咳嗽，自觉喉中有痰，初期咳白色泡沫痰，现晨起咳绿色浓痰，量多，鼻塞流清涕，咽痒，无发热头痛，纳寐可，二便调。舌淡苔薄白，脉略缓。

辨证：风寒袭肺，肺气失宣。

治法：疏风散寒，宣肺化痰止咳。

处方：麻黄9g，苦杏仁10g，甘草5g，蝉蜕6g，川贝母9g，桔梗10g，细辛3g，黄芪6g。5剂。每日1剂，水煎分2次服。

5剂后咳止喘平。

孙彦波，黄政德，彭瑾珂，等．黄政德教授临床运用加味
三拗汤治疗咳嗽验案三则 [J]．湖南中医药大学学报，
2017，37（11）：1258-1260.

第 4 章　常用的消化系统中成药

一、半夏和胃颗粒、延参健胃胶囊

【来源】《伤寒论》半夏泻心汤。

【组成】半夏（姜制），黄芩，干姜，黄连，党参，炙甘草，大枣。

【服用方法】温开水冲服。每次 10g，每日 3 次。

【辨证要点】①心窝处胀满痞硬，按之坚硬疼痛，不消化，嗳气，呃逆；②上热下寒：上热表现为口干口苦，舌质红，口臭，牙龈出血。下寒表现为腹胀，腹泻，大便稀溏；③舌质红，舌苔黄腻。

【临床运用】①胃炎。②肠炎。③各种皮肤病。

【运用感悟】半夏和胃颗粒是半夏泻心汤原方，延参健胃胶囊是半夏泻心汤去大枣加延胡索，便宜一些。使用半夏泻心汤患者口唇红，舌质红，舌苔红，这是特殊类型舌苔，不要管舌苔，只要有寒(一般是大便不成形，不能吃冷的，腹泻，肠鸣)、有热（口臭，口干，小便黄）就可以。

【禁忌证】单一的寒证不能用。

【加减运用】①伴有嗳气加气滞胃痛颗粒或是四逆散颗粒。②伴有腹胀严重加枳术宽中胶囊。③伴有反酸加加味左金丸。④伴有溃疡加乌贝散。

【医案】

司某，男，25岁，绵阳人。2020年10月5日初诊。

主诉：心下痞满。

现症：中等个子，面黄，神差。心下胀满，不消化，纳差，没有胃口，吃饭不香。按之疼痛，烧灼，反酸，嗳气，饭后呃逆加重。口不干，口不苦，喝水正常，口腻，舌尖麻木，舌质红，舌苔红微腻，有齿痕，有津液。小便黄，有泡沫，大便先干后稀。右寸沉滑，右关沉滑；左寸沉，左关弦滑，尺沉。

辨证：厥阴证夹杂水湿气逆证。

处方：半夏泻心汤合外台茯苓饮、旋覆代赭汤。姜半夏20g，黄连6g，黄芩12g，党参15g，生姜15g，炙甘草10g，旋覆花20g。代赭石15g，茯苓30g，炒白术30g，枳实20g，陈皮30g，炒莱菔子50g。3剂。水煎服。1剂药泡40分钟，煎煮35分钟后去渣，再次煎煮5分钟，分3次服完。

11月5日二诊：患者服药后感觉非常好，忙于工作，加上自己是中医学生，想自行开药，依据我的处方开药如下。

处方：黄连12g，黄芩12g，干姜6g，法半夏15g，党参15g，吴茱萸6g，炒麦芽20g，炒白术15g，炙甘草6g，佛手10g，白芍10g，丹参10g，蒲公英20g。

二诊：服药后牙龈疼痛，腹泻加重，痞满加重。现症：心下胀满疼痛，饭后加重，胃脘烧灼，反酸，嗳气，呃逆。伴有鼻头红，鼻翼两边油腻，大便稀溏，颜色青，舌质红，舌苔白腻，中间有裂纹。脉寸沉，关弦滑，尺脉沉。

辨证：厥阴夹杂水湿气逆证。

处方：半夏泻心汤合外台茯苓饮、旋覆代赭汤。姜半夏20g，黄连8g，酒黄连12g，党参15g，生姜10g，枳实20g，紫苏梗20g，旋覆花25g，代赭石15g，茯苓40g，炒白术30g，枳实15g，陈皮30g，瓦楞子30g，炒莱菔子50g。3剂。水煎服。煎煮方法同上。

11月12日三诊：服药后身体好转，但大便稀溏未见明显改善，偶肠鸣，二诊处方去生姜，加干姜12g。3剂水煎服。药后愈。

（邓文斌医案）

二、理中丸、理中颗粒、附子理中丸

【来源】《伤寒论》理中丸。

【组成】干姜、人参、白术、甘草。

【服用方法】口服，每次1丸，每丸重9g，每日2次，小儿酌减。

【辨证要点】①体质因素：面白，虚弱，疲倦，乏力，脸上没有光泽；②腹胀，腹泻，腹痛，肠鸣，下利，遇凉加重，得温则缓；③舌质白，舌苔白，脉沉细无力。

【临床运用】①脘腹冷痛。②呕吐泄泻。

【运用感悟】若四肢虚寒发凉，阳气不足，脉沉细，用附子理中丸，部分人吃后会便秘。

【禁忌证】胃痛反酸，胃灼热，嗳气呃逆，胸胁胀满，胁痛，小便黄，大便干燥，舌质红，舌苔薄黄或黄腻，脉弦滑而数者不能用。

【加减运用】①反酸疼痛加安中片；②舌苔厚，腹胀，口淡无味加平胃丸；③伴有嗳气呃逆加越鞠丸；④纳差多痰加香砂六君子丸。

【医案】案1：口水多

王某，男，45岁，绵阳塘汛镇人。2020年4月26日初诊。

主诉：患者因痰多涎多再次复发前来就诊。

病史：患者曾在我处看诊过口水多，痰多的问题，没有巩固治疗，当时用的是安中散加味，医案收录在《经方拾遗》中，可以去查阅。

现症：中等体质，面白，没有一诊的面萎黄和疲倦貌了。涎多，痰多，在吃冷东西和阴天的情况下加重，平时缓解。伴有咽喉异物感。口不干，口不苦，喝水少，吃饭纳差，二便正常。舌质淡白，舌苔淡白，脉沉迟。

辨证：太阴虚寒夹杂痰湿水饮气滞证。

处方：理中汤合半夏厚朴汤、六君子汤。干姜20g，炙甘草10g，党参15g，白术20g，姜半夏20g，厚朴20g，茯苓30g，紫苏梗20g，陈皮20g，枳壳20g，制南星30g，桂枝20g。6剂。1剂药浸泡40分钟，大火煮开小火煮40分钟，分3次喝完。服药之后，感觉彻底好了，没继续来抓药。

按：涎多，纳差，脉沉迟为太阴证；咽喉有异物感，口中和，太阴痰湿气滞证；痰多，涎多，太阴痰湿水饮证。太阴虚寒用理中汤，太阴痰湿水饮用六君子汤，太阴痰湿气滞，半夏厚朴汤，各有针对，逐个击中要害，同时三剑合一。经方临床就这样抓主症，辨证准，方证透，药证明，一气呵成，绝不拖泥带水。

（邓文斌医案）

案2：腹泻

胡某，男，32岁。2015年12月10日初诊。

主诉：反复腹泻1周。

病史：患者近1个月每日早晚服用鲜榨橙汁1杯，1周前突然出现腹泻，呈水样便，每日5～6次，肠鸣音亢进，腹痛即泻，泻下痛减，形寒肢冷，腹部喜暖；舌淡，苔白，脉沉细。患者为医生，查血常规、血沉、粪便常规、痢疾、霍乱弧菌未见异常；自行服用蒙脱石散、小檗碱（黄连素）2天，腹泻未见好转，后补液治疗3天腹泻未见明显好转，遂求治于中医。

中医诊断：泄泻，证属中焦虚寒。

治法：温中健脾，扶土制水。

处方：附子理中丸加减。制附子（先煎30分钟）、干姜各15g，白术、党参、炙甘草各10g。3剂，水煎服，每日1剂。嘱患者忌生冷，注意保暖。

3天后复诊：诉当日服药后腹泻减至3次，第2天减至2次，现已无腹泻。后患者因天冷未敢再喝橙汁。随访1个月，未再出现腹泻等不适。

陈光熙，李林鹏，蔡俊笙，等.附子理中丸医案2则 [J].新中医，2018，50（10）：241-242.

三、小建中颗粒、黄芪建中合剂

【来源】《伤寒论》小建中汤。

【组成】桂枝、芍药、生姜、大枣、饴糖。

【服用方法】口服。每次 15g，每日 3 次。

【辨证要点】①体质因素：偏瘦偏弱，面白，抵抗力差，易感冒；②疼痛：胃脘或腹部疼痛，痉挛性疼痛，遇冷遇寒加重，得温缓解，疼痛时发时止；③喜食甜食，大便干结，像羊屎；④口不干，口不渴，疲倦乏力，舌质白，舌苔白。

【临床运用】①腹痛：肠系膜淋巴炎；②鼻衄：手足烦热，咽干口燥；③改善体质：容易反复感冒，人瘦瘦的，白白的，像林黛玉那样柔弱纤细；④易汗出，大便干，不爱吃饭，喜食零食；⑤虚弱的妇人：胃脘疼痛，痛经，纳差，疲倦，梦交；⑥遗尿，尿床；⑦磨牙。

【运用感悟】瘦弱人调体质用方，尤其适用面白，体瘦，反复感冒，爱出汗，大便干的患者。小儿调好体质后，很多疾病不治疗就痊愈了。

【医案】案 1：小儿腹痛

王某，女，3 岁，绵阳涪城区人。2019 年 4 月 10 日初诊。

主诉：患者腹痛 1 周，由家长带来就诊。

体征：患儿瘦小个子，比一般小儿发育迟缓，她奶奶说她是早产儿。面白，体弱，四肢纤细，易汗出，不发热，不恶寒。腹痛一周，西医检查无器质性病变，输液打针吃药无效果，反而纳差。腹痛阵发，有时痛，有时不痛，大便长期不好解。舌质白，舌苔白嫩，多津，不腹胀，按压不痛，不抗拒，口不干，口不苦，喝水一般。脉迟缓弱。

分析：不发热，不恶寒排除太阳腹痛；口不干，口不苦，脉不弦排除少阳腹痛；按压腹不痛，不抗拒，排除阳明腹痛，大便长期不好解，这由太阳虚寒津亏引起；没有精神差，脉沉细，排除少阴腹痛；没有寒热错杂，虚实夹杂，排除厥阴腹痛。

辨证：太阴腹痛。

处方：小建中汤。桂枝6g，白芍12g，炙甘草3g，生姜5g，大枣6g，蜂蜜少许。3剂。

4月14日二诊：腹痛消失，纳差，在一诊基础上加白术与鸡内金，3剂善后。告诫患儿不可吃生冷。

（邓文斌医案）

案2：心动过速

李某，女，24岁。

病史：患者于9年前因心动过速行心脏射频消融术治疗痊愈。几天前感冒后出现心烦，心悸，懒言少动，纳差，便秘，偶尔失眠，月经量少色淡，经期提前3～5天，舌体瘦，舌尖红苔薄，脉细数。心电图提示窦性心动过速，心率每分钟108次。诊断为心悸。

处方：治以建中补脾，调和气血。方用小建中汤加减。药用桂枝10g，炙甘草10g，大枣10g，白芍20g，生姜10g，饴糖50g，黄芪30g，当归10g。日1剂，水煎300ml，分早、中、晚3次饭后温服，连服9剂，心率每分钟87次，以八珍益母汤收功。

庹小刚.小建中汤治疗心动过速1例 [J].

实用中医药杂志，2016，32（9）：924.

四、大建中丸

【来源】《金匮要略·腹满寒疝宿食脉证治》大建中汤。

【组成】蜀椒、干姜、人参、饴糖。

【服用方法】每日 2 次，每次 30 粒，每瓶约 1500 粒，可服用 25 天左右。

【辨证要点】①腹诊：腹部肌肉软弱无力，缓弛，甚至凹陷，偶尔可以看见包块，游动走窜，从少腹部上冲到咽喉；②干呕不能食，剧烈腹痛，伴有胸痛，少腹痛，气上冲；③体瘦，面苍白，疼痛貌，形寒肢冷，喜温喜按，甚者痛出大汗，舌质白，舌苔白滑，脉空大无力。

【临床运用】①腹痛：肠扭转，肠粘连，肠套叠，肠梗阻；②呕吐：慢性胃炎，肠炎，幽门梗阻；③便秘；④痛经；⑤疝气。

【运用感悟】程度最重的腹痛：本方加附子或附子粳米汤。中等腹痛：本方加小建中汤。程度最轻的腹痛：小建中汤。顽固性腹痛：三建中汤——理中汤合小建中汤、大建中汤。顽固性剧烈腹痛：吴茱萸汤合大建中汤、乌头汤。

【禁忌证】胃脘疼痛，烦躁，五心烦热，口干，口渴，想饮冷水，舌质红，色如猪肝，舌苔黄燥或舌苔红少津液，小便短黄，大便干燥者不能用。

【加减运用】①中等腹痛：小建中颗粒加大建中颗粒；②伴有腹泻，怕冷，虚弱加理中丸。

【医案】案 1：腹痛腹泻

唐某，男，56 岁，绵阳经开区人。2022 年 5 月 30 日初诊。

主诉：腹痛腹泻1周。

病史：患者1周前出现腹痛，肠鸣，大便稀溏，在药店买药没有效果前来治疗。现症：高个子，面白，精神差。腹痛，食冷加重，走窜疼痛，脐周疼痛，腹泻，大便清稀，舌质白，舌苔白，脉沉弱。

辨证：太阴里虚寒证。

处方：大建中汤合理中汤。党参20g，干姜12g，炙甘草10g，炒白术20g，花椒5g，蜂蜜1勺，石榴皮20g。3剂。

6月4日二诊：腹痛减轻，腹泻减轻，舌苔红，舌苔薄黄，其他症状同一诊。

辨证：太阴里虚寒证加阳明证。

处方：黄连理中汤合《千金方》乌梅丸，党参20g，干姜20g，炙甘草10g，炒白术20g，乌梅30g，黄连3g，木香12g，石榴10g。4剂善后，彻底治愈。

（邓文斌医案）

案2：脐周疼痛

芩某，女，47岁，朔城区人。2022年5月30日初诊。

主诉：肚脐周围疼痛1年余。

病史：肚脐周围疼痛1年余，自行服药不愈后，继则找老中医服药20余剂未见疗效，前来就诊。症见面色白，肚脐周围疼痛，隐痛，受凉后加重，纳差，食欲不振，疲乏无力，偶口苦，怕冷，无汗，大便2～3日一行，月经量少。腹诊：肚脐左侧悸动，脐周压痛。舌质白，舌苔白，脉沉缓。

辨证：太阴寒湿证。

处方：大建中汤合理中汤、黄芪建中汤加味。干姜10g，甘草 10g，党参 10g，白术 10g，川椒 10g，黄芪 30g，桂枝 15g，白芍 15g，大枣 30g，龙骨 30g，牡蛎 30g，鸡内金 10g。5 剂。水煎服，日 1 剂。

2022 年 6 月 9 日二诊：药后脐周疼痛好转，食欲增加，大便偏稀，舌质白，舌边齿痕，脉沉缓。

辨证：太阴寒湿证。

处方：大建中汤合理中汤、黄芪建中汤 5 剂。服后愈。

（张志伟医案）

五、补中益气丸、颗粒

【来源】《内外伤辨惑论》补中益气汤。

【组成】黄芪（蜜炙）、党参、甘草（蜜炙）、白术（炒）、当归、升麻、柴胡、陈皮、生姜、大枣。

【服用方法】口服，每次 8～10 丸，每日 3 次。

【辨证要点】①体质因素：面色萎黄，贫血貌，精神不振，体形瘦长，面色少华；②疲倦乏力，肢体麻木，头昏眼花，长期低热，长期反复感冒，内脏下垂；③脉浮大无力，细软弱，舌质白，舌苔白。

【临床运用】①内科：长期反复感冒，长期低热，内脏下垂（胃下垂、痔疮、脱肛）；②妇科：慢性盆腔炎，月经过多，带下过多，子宫脱垂；③外科：手术后发热，疮疡；④五官科：近视，白内障，口腔溃疡，鼻出血；⑤皮肤科：湿疹，溃疡；⑥咳嗽；⑦头痛；⑧腹痛；⑨免疫力低下：易感染。

【运用感悟】本方可以治疗很多复杂大病。

【禁忌证】舌质红，舌苔黄，口干口苦，大便干燥，小便短黄，脉数而有力。

【医案】案 1：糖尿病

一名 58 岁的男性患者，自诉有十余年糖尿病病史，于 10 年前出现多饮、多尿，查空腹血糖 10.6mmol/L，餐后 2 小时血糖 16.8mmol/L，糖化血红蛋白 8%。口服多种降糖药物维持治疗。近 2 年来出现餐后腹胀不适，食欲减退，恶心呕吐，曾服多潘立酮、甲氧氯普胺等药，症状时轻时重。近 1 个月恶心、呕吐加重，查血糖：空腹血糖 11.6mmol/L，餐后 2 小时血糖 18.8mmol/L，糖化血红蛋白 8%。X 线钡餐检查示胃蠕动减弱，排空延缓。胃镜检查：胃窦部黏膜充血、水肿、轻度糜烂。西医诊断为 2 型糖尿病、糖尿病胃轻瘫。

首诊时见患者面色萎黄，少气懒言，早饱，进食差，脘腹胀满，大便稀溏，舌淡胖有齿痕，苔薄白，脉虚无力。中医认为胃缓、呕吐，辨证为脾气虚弱，健运失司，清阳下陷，胃失和降，气逆于上而导致胃轻瘫。治宜健脾益气、升阳举陷。

处方：补中益气汤加味。黄芪 30g，红参、山药、姜半夏、焦三仙、鸡内金、炒白术各 15g，陈皮、当归各 12g，升麻 6g，炙甘草、生姜各 10g。7 剂。每日 1 剂，水煎服。

二诊：患者服药后，腹胀、恶心、呕吐减轻，食欲好转。效不更方，继服上方 7 剂。

三诊：患者服药后，诸证基本消失，饮食增加，舌淡微红稍有齿痕，苔薄白，脉细。仍以上方继服 7 剂。

四诊：患者服药后，自我感觉良好，饮食、两便基本正常。查血糖：空腹血糖 6.5mmol/L，餐后 2 小时血糖 11.6mmol/L，糖化血红蛋白 6.8%。X 线钡餐检查示：胃蠕动，排空正常。给予补中益气丸善后，嘱其按时服用降糖药，节制饮食，坚持运动，控制好血糖。

杨峰. 补中益气汤加味治疗糖尿病胃轻瘫 [J].

家庭医药，2021（11）：44.

案 2：虚劳病

江某，女，78 岁。

初诊时诉多年来长期乏力，劳后加重，头昏眼花，伴胸闷。平素家庭自测血压常低于正常。查有轻度贫血、心肌桥、慢性胃炎。

刻下：形体瘦削，面色萎黄，神疲声低，头晕时作，时有胸闷，善太息，纳少，便软，寐短早醒。舌淡红稍暗，苔薄白稍腻，脉小弦尺弱，重按无力。

辨证：气血亏虚，清窍失荣，胸阳不展。

治则：益气养血荣窍，通阳祛瘀宽胸。

处方：补中益气汤合丹参饮化裁。生黄芪、潞党参、当归、炒白术、炒白芍、炙甘草、陈皮、柴胡、炙升麻、丹参、白豆蔻、降香、桂枝、酸枣仁、川芎、知母、茯苓、生龙齿等。

二诊时精神好转，口气浊，多食则脘胀，餐后常有便意，寐差则易头晕。舌淡红，边稍暗，苔中后薄腻欠匀，脉细小弦，重按乏力。原方加温胆汤、苍术、佩兰等。

三诊时精神稍振，头晕减而未已，纳食欠馨。舌脉同前。原方去半夏、竹茹、龙齿，加生白芍、熟地黄、须谷芽。

四诊时近感精神见振，面稍转华，惟纳食不馨，多食而脘腹胀，夜尿频数。舌脉同前。原方去白豆蔻、降香、川芎、茯苓、佩兰、桂枝，加广郁金、六神曲、香橼皮、桑椹子、菟丝子。

史菲，蒋梅先，张自秀，等.蒋梅先教授运用补中益气汤治疗老年衰弱脉案举隅[J].保健文汇，2022，23（1）：80-81.

六、参苓白术散、颗粒、丸

【来源】《和剂局方》参苓白术散。

【组成】白扁豆、白术、茯苓、甘草、桔梗、莲子、人参、砂仁、山药、薏苡仁。

【服用方法】口服。每次6~9g，每日2~3次。

【辨证要点】体质因素：人瘦弱疲倦乏力，易腹泻，里急后重，大便不成形。舌质淡红，苔白腻，舌边有齿痕。

【临床运用】①急慢性腹泻：腹泻，大便稀溏，每日解3~4次，纳差，人瘦弱虚脱，疲倦乏力，口淡无味，苔白腻；②脾虚：口淡无味，舌质白，苔白腻，纳差，大便不成形；③咳嗽：咳清稀白色块状痰；④结核病：肺脾两虚加实邪。

【运用感悟】本方用散剂效果最好。

【禁忌证】舌质红，舌苔黄，口干口苦，大便干燥，小便短黄，脉数而有力。

七、神曲消食口服液

【来源】《古今名医方论》香砂六君子汤。

【组成】焦神曲、焦山楂、焦麦芽、白芍、党参、茯苓、麸炒白术、木香、砂仁、醋延胡索、炙甘草。

【服用方法】口服。餐后半小时服用，1—4 岁，每次 5ml，每日 3 次；5—14 岁，每次 10ml，每日 3 次。疗程为 2 周。

【辨证要点】小孩疲倦，无精气神，胃口不好，腹胀，食欲不振，呃逆频频，味臭，胃酸，大便稀，腹痛。

【临床运用】①大便秘结、泄泻；②腹痛；③食积；④呕吐；⑤纳差；⑥发热。

【医案】案 1：食积发热

于某，女，3 岁，2014 年 7 月 20 日初诊。

病史：患儿 1 个月前无明显诱因出现低热，午后明显，体温 37.3～38℃，自服退热药后热暂降，随即复升，此后间断发热至今，体温均未超过 38℃，多次查血常规无明显异常，未见皮疹及淋巴结肿大，不伴关节肿痛，不咳，现手足心热，偶有腹痛，腹胀，无恶心呕吐，纳呆，大便干，每日 1 次。

查体：体温 37.5℃，精神倦怠，咽稍红，心肺未见异常，腹胀，轻微压痛，无反跳痛，舌红苔黄厚，脉滑数。理化检查：腹部 B 超、胸部 X 线、血尿便常规均无异常。

西医诊断：功能性低热。

中医诊断：食积发热。

治法：清热和胃、消导通降。

处方：藿连保和汤加减。藿香、连翘、荆芥穗、茯苓、清半夏、陈皮、厚朴、柴胡、枳壳各 10g，焦三仙各 30g，甘草 6g，黄连 3g。2 剂，每日 1 剂，水煎服。

2014 年 7 月 27 日二诊：服药 2 天后热退，其后偶有低热，精神渐佳，纳增，大便通畅，余无不适，查体温 36.5℃，舌红苔薄黄，前方加麦冬 10g。继服 7 剂后随诊未见发热，精神、体力恢复正常，饮食、二便正常，病愈停药。

历松，刘虹．陈宝义应用自拟藿连保和汤医案 4 则 [J]．新中医，2016，48（11）：163-164.

案 2：胃热呕吐

王某，男，4 岁。2014 年 8 月 17 日初诊。

患儿 3 天前开始发热，体温 38℃，食入即吐，吐出物为黄绿液，量多，伴有腹痛，脐周明显，大便每日 1 次，烦躁，多汗，口渴，饮多即吐，纳呆。

查体：体温 38℃，神清，精神倦怠，面色黄，咽稍红，心肺听诊未见异常，腹软，无腹膜刺激征，麦氏点无压痛，舌红苔黄厚，脉滑数。理化检查：腹部 B 超未见异常。

西医诊断：急性胃炎。

中医诊断：胃热呕吐。

治法：清热化湿、和中消导。

处方：藿连保和汤加味。藿香、荆芥穗、茯苓、清半夏、陈皮、厚朴、香薷、佩兰、竹茹、枳壳各 10g，焦三仙各 30g，薄荷（后下）、甘草、黄连各 6g。2 剂。每日 1 剂，水煎服，嘱其清淡流质饮食，严重时禁食 4～6 小时。

2014 年 8 月 19 日二诊：热退吐止，不伴烦躁，稍有口渴，汗不多，食欲好转。原方去荆芥穗、薄荷、香薷、佩兰、竹茹、枳壳，加砂仁、炒鸡内金各 10g。继服 2 剂，每日 1 剂，而后痊愈。

历松，刘虹．陈宝义应用自拟藿连保和汤医案 4 则 [J]．新中医，2016，48（11）：163-164.

八、疏肝健胃丸

【来源】《景岳全书》柴胡疏肝散。

【组成】柴胡（醋制）、香附（醋制）、香橼、槟榔、牵牛子（炒）、青皮（醋炒）、陈皮、枳壳、厚朴（姜制）、檀香、豆蔻、延胡索（醋炒）、白芍（麸炒）、鸡内金（炒）、五灵脂（醋制）。辅料为滑石粉、桃胶。

【服用方法】口服，每次3~6g，每日3次。

【辨证要点】用于肝胃不和引起的胃脘胀痛、胸满、嗳气、呃逆、吞酸、腹胀、便秘。

【临床运用】纳差，嗳气，呃逆，脘腹胀满，大便秘结。

【运用感悟】①保和丸用于饱胀，饮食积滞，呃逆，大便酸臭味，多用于小儿；②疏肝健胃丸用于呃逆不臭，大多与心情有关，嗳气为主。

【医案】案1：不寐

患者，女，49岁。2018年4月24日初诊。

病史：失眠伴双下肢酸痛10年，入睡困难，易惊醒，多梦，情绪烦躁焦虑，夜间睡眠时双下肢酸胀疼痛，运动、按摩可暂时缓解，纳可，口干口苦，二便调，舌红苔黄，脉弦。

辨证：肝郁扰神。

治法：疏肝解郁、安神定志。

处方：柴胡疏肝散合安神定志丸加减。柴胡10g，白芍10g，陈皮6g，枳壳10g，川芎10g，香附10g，龙齿（先煎）15g，党参10g，石菖蒲10g，远志10g，茯苓10g，茯神10g，木瓜 10g，全蝎 4g，刺五加 10g，贯叶金丝桃 6g，黄柏 10g，甘草 6g。14 剂。每日 1 剂，水煎，分 2 次服用。

2018 年 5 月 22 日二诊：失眠伴双下肢酸痛明显好转，现偶有睡眠时双下肢酸痛，纳寐可，二便调，舌脉同前。守方去龙齿，加蝉蜕 6g，合欢皮 10g。续服 14 剂后而愈。

鲁凌飞，程丑夫，张炜宁.程丑夫运用柴胡疏肝散经验举隅 [J].中国中医药信息杂志，2020，27（1）：118-120.

案 2：胃痛

患者，男，54 岁。2018 年 4 月 24 日初诊。

病史：反复胃脘部胀痛 2 年，时呈走窜性，偶有反酸、呃逆，无恶心呕吐，纳寐一般，大便每日 1～2 次，不成形，时有完谷不化，小便可，舌红有裂痕，苔薄黄，脉弦。

辨证：肝胃气滞。

治法：疏肝理气、和胃止痛。

处方：柴胡疏肝散加减。柴胡 10g，白芍 10g，陈皮 6g，枳壳 10g，川芎 10g，香附 10g，黄连 6g，草豆蔻 6g，厚朴 10g，蒲公英 15g，延胡索 10g，炒鸡内金 10g，九香虫 10g，贯叶金丝桃 6g，甘草 6g。14 剂。每日 1 剂，水煎，分 2 次服用。

2018 年 5 月 8 日二诊：诸症明显好转，仅稍有腹胀，无呃逆、反酸等，纳寐可，二便调，舌淡红，苔薄白，脉弦。守方去黄连以防过于苦寒伤胃气，续服 14 剂善后。

鲁凌飞，程丑夫，张炜宁.程丑夫运用柴胡疏肝散经验举隅 [J].中国中医药信息杂志，2020，27（1）：118-120.

九、气滞胃痛颗粒、四逆散

【来源】《伤寒论》四逆散。

【组成】柴胡、延胡索（炙）、枳壳、香附（炙）、白芍、炙甘草。

【服用方法】开水冲服，每次 5g，每日 3 次。

【辨证要点】胃痛，嗳气，呃逆，胸胁胀满，一生气胃痛就加重，脉弦数。

【临床运用】胃痛。

【运用感悟】本方为四逆散加味组成，主治由气机郁滞导致的胃痛，但不能健脾胃，舒肝健胃丸可以健脾胃。

【禁忌证】腹痛，腹泻，脉沉迟，微细者不能用。

【加减运用】①嗳气严重加疏肝健胃丸；②胃痛加延胡索止痛片或是元胡止痛滴丸；③反酸加左金丸；④胃寒痛加安中片；⑤胃阴虚，口干，舌红舌苔少加胃阴虚颗粒。

【医案】

主诉：胃脘胀满嘈杂嗳气四天。

病史：四天前与家人吵嘴后出现胃脘胀满，嘈杂难受，嗳气。现症：面红，体丰腴。胃脘胀满，饥饿与胀满交替，说不清楚具体哪难受，口干，嗳气呃逆，胁胀痛，呃逆后缓解，腹胀，大便偏干，小便淡黄，舌质红，舌苔干红，脉实有力。

辨证：阳明里热津亏气滞证。

处方：四逆散加栀子厚朴汤。栀子 10g，厚朴 15g，枳实 20g，北柴胡 15g，白芍 15g，炙甘草 10g，南沙参 20g，麦冬 20g，莱菔子 50g。3 剂。1 次煎煮 1 剂，分 3 次服。

药后痊愈。

（邓文斌医案）

十、阴虚胃痛颗粒、参梅养胃颗粒

【来源】《伤寒论》芍药甘草汤。

【组成】北沙参、麦冬、石斛、川楝子、玉竹、白芍、甘草（炙）。

【服用方法】开水冲服。每次 10g，每日 3 次。

【辨证要点】①体质因素：偏瘦偏弱，口鼻容易干燥；②疲倦乏力，消谷善饥；③胃脘疼痛，隐隐作痛，时发时止，烦躁，五心烦热，口干，口渴，想喝冷水，小便短黄，大便干燥；④舌质红，色如猪肝，舌苔黄燥或舌苔红少津液。

【临床运用】阴虚胃痛，以及口干，干燥综合征。

【运用感悟】本方以芍药甘草汤加金铃子散加生脉饮为基础加减而成，治疗阳明里虚热证兼津液亏虚的胃痛。参梅养胃颗粒治疗胃阴虚伴有胃酸过少的慢性萎缩性胃炎。

【禁忌证】水饮寒湿重的胃痛：舌质白，舌苔白，有齿痕，腹胀纳差，肠鸣，大便稀溏，每日解 4～5 次。

【加减运用】有瘀血、慢性萎缩性胃炎者用阴虚胃痛颗粒加参梅养胃颗粒。

十一、平胃丸、楂曲平胃合剂

【来源】《太平惠民和剂局方》平胃散。

【组成】苍术（炒）、厚朴（制）、陈皮、甘草（炙）。辅料为大枣、生姜。

【服用方法】口服。每次 6g（1 袋），每日 2 次；饭前服用。

【辨证要点】①体质因素：胖，痰湿水饮体质，面白；②舌质白，苔白腻（像下了层雪一样白），齿痕多；③口淡无味，脘腹胀满，疲倦乏力，纳差，大便稀溏，流口水。

【临床运用】①纳差，疲倦，大便稀溏，口淡无味，流涎；②眩晕：晕车，晕船；③咳嗽咳痰；④水肿。

【运用感悟】平胃散：重在调畅气机，温燥运化祛湿；直接祛湿。参苓白术散、四君子汤、五味异功散、资生丸：健脾胃，但重点不在脾胃的寒湿，重点在脾胃气虚，疲倦乏力，气血虚弱，伴有寒湿水饮；补气为主，间接祛湿。

【禁忌证】口干，想喝水，色红，小便黄者。

【加减运用】①伴有水肿加五苓胶囊；②伴有多痰，早上白色块状痰，加二陈丸；③伴有口苦，胸胁胀满加小柴胡颗粒；④伴有气滞加四逆散。

【医案】案 1：痤疮

靳某，女，22 岁。2019 年 3 月 10 日初诊。

主诉：面部痤疮半年余。

病史：患者半年前因心烦出现面部痤疮，现症见面部痤疮多发，红肿硬痛，手足凉，晨起口气重，平素情绪急躁，纳眠可，小便调，大便质干，1～2 日 1 行，舌红苔薄黄，脉弦。平素月经周期规律，6～7/30 天，末次月经：2019 年 2 月 10 日，量、色可，有血块，经期痛经，小腹胀痛伴轻微腰膝酸软。既往体健。

辨证：肝郁气滞，湿阻中焦。

治法：健脾燥湿，疏肝清热。

处方：平胃散合小柴胡汤加减。苍术 12g，厚朴 15g，陈皮 12g，炙甘草 6g，柴胡 15g，黄芩 9g，党参 15g，清半夏9g，桃仁 12g，蒲公英 30g，金银花 20g，桑白皮 15g，水煎服400ml，分早晚两次饭后半小时温服，日 1 剂。

2019 年 3 月 24 日复诊：患者痤疮减轻，情绪可，睡前壮热，余无不适，纳眠可，小便调，大便质干，日 1 行。上方去党参，改柴胡 12g，金银花 30g，加太子参 20g，天花粉 15g。

2019 年 4 月 7 日三诊：患者痤疮明显减轻，情绪愉悦，纳眠可，小便调，大便质干，日 1 行。上方加瓜蒌 15g。服上方 2周，后随诊诉服药平妥，痤疮痊愈。

牛璐，张娟.平胃散加减化裁治疗湿阻中焦型痤疮验案举隅 [J].世界最新医学信息文摘，2020，20（1）：205.

案 2：痤疮

卢某，女，14 岁。2018 年 9 月 30 日初诊。

主诉：痤疮反复发作 2 年。

病史：患者 2 年前月经初潮后出现面部痤疮，现症见面部痤疮色红，有白头，无痛痒感，左侧面颊尤甚，经前加重，平素胃脘部刺痛，口干、咽干，得水欲解，口黏，口气重，心悸，心烦，急躁易怒，胸闷气短，动辄汗出，背部尤甚，周身乏力，不耐寒热，手凉，手足心汗多，纳眠可，二便调，舌红苔黄腻，脉弦滑。平素月经周期规律，7/30 天，末次月经：2018 年 9月 3 日，量可，色暗，有少量血块，经前腰痛、小腹胀痛，经期痛经，小腹胀痛剧烈。既往体健，头孢类过敏。

辨证：脾胃失和，湿阻中焦。

治法：燥湿和胃。

处方：平胃散合黄连温胆汤加减。苍术 12g，厚朴 15g，陈皮 12g，黄连 9g，竹茹 9g，枳壳 12g，清半夏 9g，豆蔻 12g，瓜蒌 15g，丹参 20g，炙麻黄 9g，桂枝 12g，水煎服 400ml，分早晚两次饭后半小时温服，日 1 剂。

2018 年 10 月 14 日复诊：患者痤疮未新发，纳眠可，小便调，大便质干，日 1 行，舌红苔黄腻，脉弦。上方去桂枝、枳壳，加蒲公英 30g，大黄（后下）5g。服上方 2 周，后随诊诉服药平妥，痤疮明显减轻。

牛璐，张娟.平胃散加减化裁治疗湿阻中焦型痤疮验案举隅[J].世界最新医学信息文摘，2020，20（1）：205.

十二、枳实导滞丸

【来源】《内外伤辨惑论》枳实导滞丸。

【组成】枳实（炒）、大黄、黄连（姜汁炙）、黄芩、六神曲（炒）、白术（炒）、茯苓、泽泻。

【服用方法】口服，每次 6～9g，每日 2 次。

【辨证要点】①小便短赤，大便溏，粘马桶或干燥，大便臭，心下胀满，脘腹胀满，烦躁不安；②口苦，口干，口臭，口舌生疮，面生疔疮；③舌质红，舌苔黄燥。

【临床运用】饮食积滞。

【运用感悟】主治由饮食积滞化热引起的口干，口苦，口臭，烦躁，脘腹胀满，小便短赤，大便干燥不通或大便粘马桶，舌质红，苔黄燥等实证热证，适合现代人夜晚吃得很多，不愿运动的饮食积滞者。

【禁忌证】虚证寒证：腹泻，大便稀溏，纳差，疲倦乏力，口淡无味，苔白腻者不能用。

【医案】案1：**胸痹**

孙某，男，66岁。2016年11月11日初诊。

主诉：胸闷憋气间断发作2年，加重1周。

病史：冠心病史2年余。现症见胸闷憋气，后背疼痛，气短乏力，腹胀，大便溏，小便正常，舌暗红，苔白腻，脉弦滑。血压130/80mmHg，心率每分钟78次，心电图示窦性心律，心肌缺血。

中医诊断：胸痹，证属痰湿瘀阻证。

治法：通腑降浊，化瘀宣痹。

处方：枳实导滞丸合定痛救心汤加减。枳实15g，白术15g，泽泻15g，大黄10g，神曲15g，黄芩10g，黄连10g，茯苓20g，荜茇9g，细辛3g，高良姜10g，白芷10g，薄荷10g，三七3g，川芎10g，红花10g，赤芍10g，丹参25g，红景天10g，九香虫8g。14剂。水煎服，每日1剂，早晚分服。

2016年11月25日二诊：胸闷憋气及后背疼痛发作频率及程度均明显减轻，腹胀减轻，大便质稀，每日三行，仍诉乏力，舌暗红，苔白，脉弦。考虑患者脾胃虚弱，故于前方基础上，减去大黄、细辛；黄芩、黄连减量为6g；减去高良姜改为干姜10g以温中；加生黄芪30g以补气。7剂。

2016年12月2日三诊：胸闷憋气及后背疼痛症状好转，大便稀溏好转，乏力改善，舌暗，苔薄白，脉弦。于前方基础上，加砂仁 10g。继服 7 剂以调理善后。患者间断于门诊服用中药调理至今，病情平稳，无明显不适。

徐胜胜，王作顺. 应用枳实导滞丸加减治疗痰湿瘀阻型胸痹的体会 [J]. 中医药通报，2017，16（3）：59-60.

案 2：肠炎

患者，男，52 岁。平素嗜酒，便溏不爽、食欲不振、腹胀、恶心、呕吐，以结肠炎往诊，效果不显。2009 年 10 月 16 日就诊，患者自诉便溏近 5 年之久，所便之物臭秽不堪，黏腻不爽。舌苔黄腻，脉象滑数。前医投以中药健脾、清热止利之品，以及头孢、诺氟沙星等月余皆无明显疗效。辨证分析，此为长期嗜酒、湿热之邪结于肠腑之湿热下利。如吴鞠通有"徒清热则湿不退，徒祛湿则热愈炽"之说，但止利则又恐有闭门留寇之弊。

处方：枳实导滞丸，以汤易丸为疏：枳实 10g，大黄（后下）10g，黄芩 15g，黄连 10g，茯苓 15g，白术 15g，车前子 15g，白茅根 20g，滑石 20g。6 剂。每日 1 剂，分 3 次服，少食辛辣、忌酒。药尽大便成形、舌苔转常而病愈。

谷建军，李海波. 枳实导滞丸临证偶拾 [J]. 中国民间疗法，2011（4）：39.

十三、清胃黄连丸

【来源】《外台秘要》黄连解毒汤。

【组成】黄连、石膏、桔梗、甘草、知母、玄参、地黄、牡丹皮、天花粉、连翘、栀子、黄柏、黄芩、赤芍。

【服用方法】口服，每次 9g，每日 2 次。

【辨证要点】 ①体质因素：精神亢奋，面红，结实；②胃脘灼热，口臭，口苦，口干，想饮冷水，牙龈出血，牙齿红肿热痛，大便干燥，小便短黄；③舌质红，舌苔黄腻，脉洪滑有力。

【临床运用】①口舌生疮；②口腔溃疡；③牙龈肿痛；④咽喉炎；⑤胃脘灼热。

【运用感悟】本方为黄连解毒汤加减，适用于热证、实证的胃脘灼热，胃脘发热，口臭，口苦，口干，想饮冷水，牙龈出血，牙齿红肿热痛。

【禁忌证】①寒证、虚证的牙痛、口臭、咽喉炎不能用，如牙龈不红也不肿，牙龈淡红，肿势不高，见冷加重，见风加重，四肢冰冷，消化不良，肠鸣，大便稀溏，精神萎靡者不能用。虚寒证的用理中汤加炮姜，四逆汤，茯苓四逆汤加肉桂、血余炭，黄土汤；②若见寒热错杂的用风水潜阳丹，四逆三黄汤，四逆三黄泻心汤，引火汤，三黄泻心汤、柏叶汤、黄土汤合用。

【加减运用】①伴有嗳气加气滞胃痛颗粒。②伴有消化不好、嗳气加散肝健胃丸。③伴有出血加荷叶丸或是清热地黄丸。④小便黄赤加导赤丸。

十四、加味左金丸

【来源】《丹溪心法》左金丸。

【组成】黄连（姜炙）、吴茱萸（甘草炙）、黄芩、柴胡、木香、香附(醋炙)、郁金、白芍、青皮(醋炙)、枳壳(去瓤麸炒)、陈皮、延胡索（醋炙）、当归、甘草。

【服用方法】口服。每次 6g，每日 2 次。

【辨证要点】①胃酸，吞酸，反酸，胃脘烧灼感，疼痛，嗳气呃逆；②胸胁胀满，胁痛，性情急躁，生气加重；③小便黄，大便干燥，舌质红，舌苔薄黄或黄腻，脉弦滑而数。

【临床运用】①胃酸。②胁痛。

【禁忌证】虚证寒证：怕冷怕寒，四肢冰凉，冒酸，冒清口水，胃脘肠鸣，胃脘怕冷的不能用。

【加减运用】①伴有胃溃疡加乌贝散；②伴有气滞胃痛，加四逆散；③大便干燥，烦躁加三黄片或是一清颗粒。

【医案】案 1：**胃溃疡**

熊某，男，48 岁。2019 年 9 月 25 日初诊。

病史：患者诉近 1 个月上腹部疼痛，胀气，伴呃逆嗳气，偶反酸，伴灼热感，口干，无口苦，无恶心呕吐，大便尚可，每日 1～2 次。舌红，苔薄黄，脉细。辅助检查：2019 年 7 月 6 日胃镜提示胃窦溃疡（活检定性）。病检：（胃窦活检）呈慢性炎症改变的黏膜组织。

中医诊断：胃痛，肝胃不和证。

西医诊断：胃溃疡。

治法：疏肝和胃，理气止痛。

处方：黄连 6g，吴茱萸 3g，柴胡 10g，枳壳 10g，厚朴 10g，炒莱菔子 15g，陈皮 10g，砂仁 6g，香附 10g，郁金 10g，延胡索 20g，佛手 10g，香橼皮 10g，檀香 10g，白及 10g，茵陈 10g，鸡内金 15g，炒二芽各 10g。

患者服药 1 周后诉症状有所减轻，进食不易消化食物即有不适感，大便尚可，伴口干咽干，无反酸胃灼热，眠欠佳，舌红，苔薄黄，脉细。嘱患者进食清淡易消化食物，上方加茯神15g，继服 2 周后复诊诉上腹部疼痛及胀气明显缓解，口干减轻，大便每日 1～2 次，舌红，苔薄黄，脉细弦。

刘静，叶松 . 叶松教授运用加味左金丸治疗胃溃疡

临床经验 [J]. 世界最新医学信息文摘，

2020，20（6）：200，203.

案 2：呃逆

黄某，女，30 岁。2012 年 7 月 12 日初诊。

病史：1 年前分娩一女孩，产后 1 周不明原因出现呃逆，时止时发，时轻时重，曾到多家医院治疗效果欠佳。喉间呃呃连声，声短而频，形体偏瘦，心烦易怒，胸胁满闷，睡眠欠佳，食欲不振，口苦，舌红苔黄，脉弦。诊断为呃逆。

辨证：肝气郁结，横逆犯胃，胃气上逆。

治法：顺气解郁，和胃降逆。

处方：左金丸加味。黄连 12g，吴茱萸 2g，代赭石 15g，丹参 12g，赤芍 10g，茯苓 12g。水煎，分 2 次温服，每日 1 剂。服 7 剂。

二诊：呃逆大减，食欲好转，胸闷症状减轻，舌淡红苔薄黄。上方减丹参、茯苓，加生姜 9g，大枣 3 枚，7 剂。

三诊：呃逆消失，精神好，食欲增强，能安然入寐，原方再服 3 剂巩固治疗，随访 1 年未见复发。

吴锦波 . 左金丸加味治疗顽固性呃逆举隅 [J].

实用中医药杂志，2014，30（8）：770.

十五、乌贝散

【来源】《中华人民共和国药典》乌贝散。

【组成】海螵蛸、浙贝母。

【服用方法】饭前口服，每次 3g，每日 3 次。

【辨证要点】胃酸，吞酸，反酸，胃脘烧灼感，疼痛，嗳气呃逆。

【临床运用】胃酸：寒、热都能用。

【禁忌证】胃酸过少者。

【加减运用】①胃寒痛加良附丸。②胃痛加荜铃胃痛颗粒。

【医案】案 1：胃痞

患者，女，57 岁。2019 年 7 月 10 日初诊。

主诉：反酸 1 个月余。

病史：患者 1 个月前无明显诱因出现胃脘部不适、反酸等症状，就诊于某医院行胃镜检查示：慢性胃炎，十二指肠球部溃疡。刻下症见：胃脘部不适，时有灼热感，食后呃逆，反酸，腹胀，口苦口干，时感乏力，手足肢冷，小便黄臭，大便溏稀，舌红，舌边有齿痕，苔黄腻，脉弦滑。

西医诊断：十二指肠球部溃疡，慢性浅表性胃炎。

中医诊断：胃痞，寒热错杂证。

治法：清热祛湿，理气和中。

处方：浙贝母 10g，海螵蛸 30g，乌药 10g，紫苏梗 10g，砂仁 6g，黄连 6g，吴茱萸 10g，佛手 12g，茯苓 30g，白术 15g，石菖蒲 12g，甘草 6g。7 剂。每日 1 剂，水煎服，每日 2 次，饭后 30 分钟温服，并嘱注意饮食起居。

2019 年 7 月 17 日二诊：服上药后，诸症均有所缓解，大便已成形，反酸及胃脘部胀痛减轻，时伴有嗳气，舌淡红，舌边有齿痕，苔黄腻，脉滑。治法同前，在前方基础上，去石菖蒲，加柿蒂 15g，丁香 10g。继服 7 剂，服法同前。随访患者，诉诸症缓解，治疗结束。

赵菁莉，赵晰，黄文政，等. 黄文政教授应用乌贝散治疗慢性胃病验案两则 [J]. 天津中医药，2021，38（11）：1361-1363.

案 2：胃痞

患者，女，72 岁。2020 年 4 月 28 日初诊。

主诉：胃脘部不适 2 年，加重伴胸闷憋气 2 周余。

病史：患者自述近期因外感后出现胸闷憋气，气短心慌，胸痛时作，周身乏力，胃脘部不适，反酸灼热，食欲不振，饱餐后胃脘部胀满，胸闷憋气伴心悸，手足心热，无口干口苦、口臭，无腹痛，大便干，舌淡红苔黄，脉弦细数。既往史：胃溃疡病史 2 年，余无慢性病史。

西医诊断：消化不良原因待查，慢性胃炎？

中医诊断：胃痞，气阴不足证。

治法：补气健脾，养阴益胃。

处方：太子参 15g，麦冬 15g，清半夏 6g，丹参 15g，茯苓 15g，浙贝母 10g，郁金 10g，海螵蛸 10g，乌药 10g，蒲公英 15g，白蒺藜 10g，生麦芽 15g，砂仁 6g，炙甘草 6g。处方 7 剂，每日 1 剂，水煎服，每日 2 次，饭后 30 分钟温服，并嘱注意饮食起居。

2020 年 6 月 2 日二诊：期间因疫情原因未规律就诊。现反酸症状明显，乏力，间断胸闷憋气，心慌不适，自服速效救心丸可缓解，大便 3 日未行，舌红苔薄，脉细弦。前方去生麦芽、白蒺藜，加煅瓦楞子 30g，瓜蒌 30g，薤白 10g。14 剂。服法同前，并嘱注意饮食起居。

2020 年 6 月 27 日三诊：患者于 6 月 15 日就诊于当地医院行胃镜检查，诊断"食管炎，慢性浅表性胃炎伴痘疹，十二指肠息肉"，进一步行胃黏膜活检提示"胃角轻度黏膜慢性炎症，部分腺体轻度非典型增生；胃窦萎缩性胃炎，中度活动性，部分腺体肠化伴轻度非典型增生；幽门螺杆菌（－）"。反酸、嗳气、胸闷缓解，大便偏干，舌红苔薄，脉细弦。补充诊断：慢性胃炎、食管炎、十二指肠息肉。前方加白芍 15g，焦槟榔 15g，降香 6g，去百合、乌药、郁金。14 剂，服法同前，随诊患者自述诸症较前明显减轻，诸症皆改善。

赵菁莉，赵晰，黄文政，等．黄文政教授应用乌贝散治疗慢性胃病验案两则 [J]．天津中医药，2021，38（11）：1361-1363．

十六、乌梅丸

【来源】《伤寒论》乌梅丸。

【组成】乌梅肉、花椒、细辛、黄连、黄柏、干姜、附子（制）、桂枝、人参、当归，辅料为炼制蜂蜜。

【服用方法】口服。每次 2 丸，每日 2～3 次。

【辨证要点】①脸色青黄，无光泽；②四肢冰凉，冷如冰棍，下利，久咳；③脉弦无力；④上热下寒：口干，口渴，烦躁，口腔溃疡，虚火上炎，腹胀，腹泻，腹痛，肠鸣，大便清稀不臭；⑤夜里 1:00—3:00 发生的疾病，半夜失眠，半夜口干、咳嗽，腹泻，夜里 3:00—4:00 早醒。

【临床运用】①口腔溃疡。②久利。③失眠。④久咳嗽。⑤顽固皮肤病。⑥失眠。

【运用感悟】本方主治寒热错杂，寒性多于热性的疾病，以夜半 1:00—3:00 加重为特点。

【医案】案 1：溃疡性结肠炎

主诉：溃疡性结肠炎 5 年。

病史：患者是我岳父，5 年前患溃疡性结肠炎经治疗后时好时坏，现仍不间断的同时口服肠炎宁片、固肠止泻丸、补脾益肠丸等药物，后经我开中药乌梅丸 20 余剂后症状稍好，但仍需配合口服肠炎宁片。

现症：腹痛，腹泻，每日排便 3～4 次，大便偏稀，呈糊状，混有黏液，每逢秋收劳力时加重，口干、口渴，饮水多，食欲正常，睡眠正常。舌脉：舌质红，舌苔黄，脉弦大。处方：乌梅丸合桃花汤加味。因中药难以下咽，问我是否可以做丸剂服用。这对我当时来说确实有点困难，因为我未给患者制作过丸剂，碍于面子，我也只好答应。于是我回到自己诊所，查询制作方法后，开始第一次制作蜜丸。

处方：乌梅 15g，细辛 3g，桂枝 10g，人参 10g，炮附子 10g，川椒 10g，干姜 10g，黄连 10g，黄柏 10g，当归 10g，赤石脂 30g，熟地黄 15g，秦皮 10g，槐花 15g，木香 6g，菟丝子 15g。5 剂制丸。制法：上药打粉过筛，选取槐花蜜跟药粉 1.3：1，蜂蜜先加热后冒均匀小泡后跟药粉搅拌均匀。药面放置2小时左右待其凉后可以搓丸，可以手工搓，也可用模具来搓，模具方便些，每丸9g。

我把丸药做好带过去，嘱其每日1次，每次服3丸，自己心想汤药还不怎么见效，丸药可想而知，只好嘱其多喝点，可没想到的是效果非常好，肠炎宁片等药均已停服。每日只服1丸，到后来干脆是每日半丸的服，这让我感到非常的惊讶，到目前为止已有将近3年时间，一直在服用乌梅丸，我也不知道具体做了多少次丸药，只是每年秋收时每日服2～3丸，平时只服半丸，更令我难以想象的是，他的服药方法是把药丸分成小块，直接用水送服，这服丸药方法属实高明！

第一次做丸的经历让我深刻体会到丸药的疗效，以至于后来许多患者都是服中药后以丸剂善后。

（张志伟医案）

案2：肠癌

2019年6月30日，患者复查胸腹盆腔（增强CT发现右肺下叶转移灶）。刻下症见偶咳，少痰，精神较差，纳差，睡眠尚可，时感脐周疼痛，大小便正常，脉弦细尺沉，舌淡红，苔白厚腻。

西医诊断：直肠癌。

中医诊断：肠癌，寒热错杂证。

治法：寒温并用，养阴清热。

处方：济生乌梅丸合乌梅丸加减治疗。炮附片（先煎）12g，肉桂10g，干姜10g，细辛3g，乌梅30g，蜀椒10g，党参片15g，当归15g，黄连片3g，黄柏3g，僵蚕10g，半枝莲30g，白花蛇舌草30g，仙鹤草30g，败酱草30g，马齿苋30g，猫爪草 30g，醋商陆 9g，泽漆 30g，拳参 10g，甘草片 10g，生姜 3 片，大枣 3 枚。21 剂，水煎，每日 1 剂，分早晚 2 次服用，嘱不适随诊。

2019 年 12 月 19 日二诊：患者服药后，自觉精神好转，全身轻松，胃脘部时隐痛，脉弦细，舌红苔白。效不更方，守上方加乌药 10g，百合 30g。

21 剂，煎服如前。服药至今，症状缓解明显。随访调查至今，病情相对稳定，并有好转趋势，未发生病情恶化。

乔元鑫，彭涛 . 彭涛妙用乌梅丸加减验案 [J]. 中国民间疗法，2021，29（5）：108-110.

十七、茵栀黄口服液

【来源】《伤寒论》茵陈蒿汤。

【组成】茵陈提取物、栀子提取物、黄芩提取物、金银花提取物。

【服用方法】口服。每次 10ml（1 支），每日 3 次。

【辨证要点】①体质因素：湿热体质，面、头发，爱出油；②阳黄：面色金黄，颜色鲜艳，人有精神，舌质红，舌苔黄腻，口干口渴想喝水，伴有皮肤瘙痒，发热，头汗多，小便黄赤，大便干或正常。

【临床运用】①湿热黄疸，肝胆疾病；②皮肤发痒；③口干口苦。

【运用感悟】本方是以茵陈蒿汤为基础加减而成，服用后小便特别多，容易腹泻。

【禁忌证】人瘦弱疲倦乏力，易腹泻，里急后重，大便不成形，舌质淡红，苔白腻，舌边有齿痕者不能用。

【加减运用】①伴有发热，口干口苦，胸胁胀满，烦躁加小柴胡颗粒或是大柴胡颗粒；②伴有水肿加五苓胶囊。

【医案】案1：黄疸

刘某，男，46 岁。2011 年 8 月 22 日初诊。

刻下：症见发热，身目色黄，黄色鲜明，右上腹隐痛，腹胀，大便干，2 日一行，纳差，全身乏力，口干苦，小便黄，舌苔黄腻，脉数。体温 39.2℃，巩膜、皮肤黄如橘色。肝大至胁下 3cm，质软有压痛。谷丙转氨酶（ALT）510U/L、谷草转氨酶（AST）120U/L，胆红素 250μmol/L。肝超声波检查有异常改变。

西医诊断：急性黄疸型肝炎。

中医诊断：黄疸。

辨证：湿热熏蒸，困遏脾胃，壅滞肝胆，胆汁泛溢。

治法：清利湿热，疏肝退黄。

处方：茵陈蒿汤加减。茵陈 40g，栀子 12g，大黄 9g，柴胡 12g，赤茯苓 12g，车前子 10g，白芍 20g，郁金 15g，虎杖 20g，水牛角(先煎)15g。5 剂。水煎服，日服 3 次，每日 1 剂。

5 日后复诊：诸症大减，皮肤、面目黄减轻，纳食增加，全身乏力减轻。原方续服 5 剂。

10 日后再诊：巩膜、皮肤黄染消退，仍有脘闷纳差，肢倦乏力，胁肋隐痛不适，舌苔白薄，脉细弦。湿热已退，但肝脾失和、疏运失职，治宜调和肝脾理气助运。

处方：归芍六君子加减。当归 12g，白芍 12g，柴胡 6g，郁金 15g，党参 12g，白术 9g，茯苓 12g，陈皮 9g，薏苡仁

20g。5剂。

服药后诸症消失。2011年9月12日检查谷丙转氨酶（ALT）12U/L、谷草转氨酶（AST）8U/L，胆红素6.71μmol/L。肝超声波检查无异常改变。

杨兴祥，陈有明.茵陈蒿汤加减治疗急性黄疸型肝炎2例体会 [J].实用中医药杂志，2014，30（11）：1060.

案2：黄疸

黄某，男，25岁。2012年9月2日初诊。

刻下：症见发热，身目色黄，黄色鲜明，疲乏无力，厌食恶心腹胀，口干苦，小便短少黄赤，舌苔黄腻，脉濡数。体温38.2℃，巩膜、皮肤俱黄，色鲜明。肝大胁可触及，质软有压痛。谷丙转氨酶（ALT）420U/L、谷草转氨酶（AST）100U/L，胆红素190mg/dl。肝超声波检查示有异常改变。

西医诊断：急性黄疸型肝炎。

中医诊断：黄疸。

辨证：湿遏热伏，困阻中焦，壅滞肝胆，胆汁泛溢。

治法：清利湿热，疏肝运脾。

处方：茵陈蒿汤加减。茵陈40g，栀子12g，大黄9g，陈皮12g，赤茯苓12g，车前子10g，白豆蔻6g，白芍20g，郁金15g，虎杖20g，薏苡仁20g。5剂。水煎服，日服3次，每日1剂。

5日后复诊：皮肤、巩膜黄染减轻，厌食恶心腹胀、乏力减轻。原方续服5剂。

10日后再诊：巩膜、皮肤黄染大退，仍有脘闷腹胀，纳差，口干苦，胁肋隐痛，舌苔腻，脉濡数。湿热留恋、余邪未清，治宜清热利湿。

处方：茵陈四苓散加减。茵陈20g，黄芩9g，苍术6g，紫苏梗15g，车前子9g，泽泻6g，茯苓12g，陈皮9g。

服5剂后诸症消失。肝功能恢复正常，肝超声波检查无异常改变。

杨兴祥，陈有明.茵陈蒿汤加减治疗急性黄疸型肝炎2例体会[J].实用中医药杂志，2014，30（11）：1060.

十八、藿香清胃颗粒、胶囊、片

【来源】《小儿药证直诀》泻黄散。

【组成】藿香、栀子、石膏、防风、甘草。

【服用方法】口服。每次1袋，每日3次。

【辨证要点】①口干、口苦、口臭。②纳差，小便黄，大便干、溏。③舌质红，舌苔黄腻、白腻。

【临床运用】口干、口苦、口臭，口唇疱疹、干裂、出血、口腔溃疡、口舌生疮，痤疮、皮肤病，流口水，手足口病。

【运用感悟】本方源自儿科大家钱乙《小儿药证直诀》的泻黄散，主要用于清小儿脾胃的伏火、湿热，不仅可以治疗口干、口苦、纳差，还可以治疗中上二焦（从肚脐以上到头顶）的病。

【禁忌证】阴虚火旺之口疮、口臭禁用。

【医案】案1：夜晚流口水

李某，女，60岁。2017年10月13日初诊。

病史：每晚涎水很多。患者一周前出现每晚流涎，打湿枕巾。现症：矮个子，体质中等，面黄。流涎，白天不严重，夜晚加重，会打湿枕巾，涎黏、臭，口臭，舌质红，舌苔薄白，舌头上生疮，纳差，消化不好，口干，想喝水，喝水能解渴。无恶寒发热，无头身疼痛。小便黄赤，大便正常，脉沉滑数。

辨证：阳明火郁太阴寒湿证。

处方：泻黄散加味。石膏30g，栀子10，黄连6g，淡竹叶10g，木通10g，藿香（后下）15g，防风（后下）10g，滑石30g，生甘草10g。3剂。水煎服，每日一剂。

10月17日二诊：流涎减轻很多，有点嗳气，一诊处方加陈皮10g，石膏30g，栀子10，黄连6g，淡竹叶10g，木通10g，藿香（后下）15g，防风（后下）10g，滑石30g，生甘草10g，陈皮10g。3剂。水煎服。

10月22日三诊：流涎完全消失，上方石膏减为15g，黄连减为3g。3剂。水煎服。药后痊愈。

（邓文斌医案）

案2：唇炎

弓某，女，27岁，朔州人。2021年9月15日初诊。

主诉：唇干裂脱皮1周。

刻下：唇干裂，起皮，瘙痒，结痂，月经正常，大便干。舌质白，舌苔白，关脉大，尺脉缓。

辨证：胃热津伤。

处方：泻黄散合赤豆薏苡仁汤。甘草10g，防风10g，石膏30g，栀子15g，藿香10g，赤小豆30g，薏苡仁30g，黄连10g，大黄（后下）10g。3剂。水煎服。药后愈。

按：泻黄散是我多年来临床上治疗剥脱性唇炎效果很好

的方子。我治疗过好几例唇炎达五六年之久的患者，多处治疗不见好转，服泻黄散 3 剂便可痊愈，疗效好得出奇，小孩以及学生患唇炎的也很多，口服藿香清胃颗粒、藿香清胃胶囊同样有效。

（张志伟医案）

十九、资生丸

【来源】《先醒斋医学广笔记》资生丸。

【组成】党参（炒）、茯苓、甘草（制）、山药、白术（炒）、白扁豆（炒）、芡实、莲子、山楂（炭）、六神曲、麦芽（焦）、薏苡仁、陈皮、黄连、泽泻、豆蔻、广藿香、桔梗。

【服用方法】口服，每次 6g，每日 2 次。

【辨证要点】①气虚：人病恹恹的，面色㿠白，青白或苍白，怠惰少神，说话有气无力，疲倦无力；②有湿气：腹胀，纳差，大便稀溏，舌质白，舌苔黏腻；③脾胃湿热。

【临床运用】①湿疹。②口疮。

【运用感悟】本方由四君子汤合八珍粉组成，用于补气、清热、除湿。

【禁忌证】外感以及胃阴虚禁用。

【医案】案 1：胃痛

陈某，女，47 岁。2018 年 12 月 18 日初诊。

主诉：反复胃隐痛 1 年余。

刻下：症见反复胃隐痛，易饥饿，食后腹胀，时有嗳气，肢凉，胃纳可，睡眠可，二便可。舌红，苔薄微黄，脉细稍数。

辅助检查：^{13}C 呼气试验阴性；胃镜检查结果显示慢性胃炎伴糜烂，胆汁反流；病理检查结果显示黏膜慢性炎症。

西医诊断：慢性胃炎。

中医诊断：胃痛（肝脾阴虚证）。

治法：调和肝脾。

处方：白术 10g，太子参 10g，茯苓 10g，陈皮 5g，炒六神曲 10g，豆蔻（后下）5g，泽泻 5g，桔梗 5g，藿香（后下）5g，甘草 5g，白扁豆 5g，莲子 5g，炒薏苡仁 10g，山药 10g，炒麦芽 10g，芡实 5g。7 剂。每日 1 剂，水煎取汁约 250ml，早、晚各温服 1 次。

2019 年 1 月 18 日二诊：患者守方服药 1 个月，自诉易饥饿、食后腹胀及嗳气症状皆好转，但饥饿时仍时有胃痛，肢凉，舌淡红，苔薄，脉偏细。考虑患者脉偏细，仍以虚证为主，太子参剂量加大至 15g，芡实剂量加大至 10g。处方 7 剂。煎服法同前。

2019 年 2 月 10 日三诊：患者自诉近期胃痛偶有发作，余无明显不适。守上方，处方 7 剂，煎服法同前。

李秋慧，洪靖，黄智斌，等 . 陈延基于肝脾阴虚病机拓展资生丸的临床运用 [J]. 广州中医药大学学报，2021，38（7）：1491-1495.

案 2：口疮

丁某，男，48 岁。2017 年 4 月 12 日初诊。

主诉：反复发作口腔溃疡 1 年。

病史：患者 1 年来反复出现口腔疼痛，有 3～4 个浅溃疡，主要在右侧上腭部，大小如米粒，覆盖白苔，环绕黏膜色红水肿，形体偏胖，大便黏腻，一日三行，舌质淡红，边有齿痕，舌苔白腻，脉细。

诊断：复发性口腔溃疡。

辨证：脾虚湿盛，夹有阴火。

治则：补脾化湿，清泄阴火。

处方：资生丸加减。生党参 15g，炒白术 15g，淮山药 15g，炒扁豆 20g，茯苓 15g，炒薏苡仁 15g，橘红 10g，焦山楂 15g，砂仁（后下）5g，藿香 10g，黄柏 10g，芡实 10g，莲须 10g，桔梗 6g，肉桂（后下)5g，生甘草 5g。7 剂。嘱清淡饮食，作息有规律。

4 月 19 日复诊：口腔溃疡消失，舌质淡红，苔腻有化解之象，湿邪渐化，阴火已灭，原方再进 7 剂，巩固疗效。3 个月后随访，患者自述，以前口腔溃疡每月发 1 次，这次近 3 月未发作。

张建忠，熊秀萍.缪希雍资生丸化裁临床应用验案 5 则 [J].
江苏中医药，2018，50（12）：55-57.

二十、枳术宽中胶囊

【来源】《金匮要略》枳术汤。

【组成】白术（炒）、枳实、柴胡、山楂。

【服用方法】口服。每次 3 粒，每日 3 次，疗程 2 周。

【辨证要点】①心窝处、胃脘下胀满不通，闭塞，自觉心下痞满包块；②嗳气、呃逆、纳差、营养不良、脾胃消化不好，情绪差。

【临床运用】①消化不良。②胃下垂。③慢性胃炎。

【运用感悟】主要用于脾虚不运，饮食停滞。治疗心下大如盘，心下痞满，感觉心窝子有一个包块或有巴掌大硬饼，嗳气呃逆，大便不通，中焦堵。

【医案】案1：慢性萎缩性胃炎

张某，女，53岁，干部。2004年5月12日初诊。

病史：半年前因不慎受凉感冒，经治后，外感症状明显减轻，随后出现脘腹胀满，不思饮食，经多方医治疗效不佳，且身体日渐消瘦，与病前判若两人，遂来我院诊治。症见：面色萎黄不华，精神萎靡不振，懒于言语，脘腹胀满，饮食少思，勉强只能喝些稀汤，多食则呕，失眠多梦，大便5日未行，苔白厚腻，脉细滑数，查胃镜诊断为慢性萎缩性胃炎。中医辨证为脾虚痞满，气阴两虚。六腑以通为用，胃气以降为顺，故宜先去其积滞。

处方：枳术汤加减。枳实、白术各15g，木香、砂仁各6g，神曲、麦芽各30g，防风、蒲公英各10g。3剂。水煎400ml，分多次服。

复诊：药后诸症明显减轻，稍思饮食，大便一行、干结，厚腻苔稍减薄，脉细滑数，余邪去而未尽。原方再进3剂。

诸症继续减轻，口干思饮，每次能喝一大碗稀汤，可进一些多水稀软食物，困乏昏昏欲睡，舌淡苔薄白，脉虚数。病邪已去，元气未复，宜健脾益气，养阴增液。

处方：药用党参、黄芪、北沙参、天花粉各30g，五味子、玉竹各10g，生地黄、熟地黄各24g，砂仁6g。3剂。药后饮食大增，精神较前明显好转。上方续进3剂。其病告愈。嘱其注

127

意自我调理，至今体健。

刘跃进，宋华影.积术汤的临床应用 [J].

陕西中医，2008（2）：225.

案 2：慢性结肠炎

杨某，男，65 岁，干部。2005 年 9 月 10 日初诊。

病史：患慢性结肠炎 10 年。10 年来时好时坏，缠绵难愈。近日来少腹胀痛，大便干结，3～5 日一行，饮食少思，肢体倦怠，舌淡苔白厚腻，脉滑数，肠镜诊断为慢性非溃疡性结肠炎。

辨证：脾虚痞满，气机不畅。

治法：健脾导滞、宣通气机。

处方：枳实 30g，白术、大黄、蒲公英、槟榔、当归各 10g，金银花、厚朴各 15g，木香 6g。3 剂。水煎服，每日 1 剂。

药后大便得畅，少腹胀痛减轻，前方大黄减为 6g，续服 5 剂。大便每日一行，无不适感，干湿适中，饮食正常，少腹胀痛消失。舌淡苔薄白，脉滑略数，病情已得到控制。嘱其注意调节饮食、情绪，多饮水，吃高纤维食物，形成良好的排便习惯，适当运动，同时服用槟榔四消丸与麻子仁丸，以资巩固。

刘跃进，宋华影.积术汤的临床应用 [J].

陕西中医，2008（2）：225.

二十一、荜铃胃痛颗粒

【来源】《丹溪心法》左金丸合《素问病机气宜保命集》金铃子散。

【组成】荜澄茄、川楝子、延胡索（醋制）、香附（醋制）、佛手、香橼、酒大黄、黄连、吴茱萸、海螵蛸、瓦楞子（煅）。

【服用方法】开水冲服。每次5g，每日3次。

【辨证要点】胃脘反酸嘈杂、疼痛，见热加重，胁胀痛，性格急躁，口干、口苦、口渴。舌质红，苔薄黄，大便干燥。

【临床运用】胃痛。

【运用感悟】本方是由金铃子散合左金丸组成，金铃子散主治肝胃郁热引起的胃脘疼痛，左金丸主治胃脘嘈杂、反酸。

【禁忌证】虚证寒证：胃痛、怕冷、腹胀、纳差、大便稀溏，肠鸣，遇凉加重。

【医案】案1：胃痛

段某，女，64岁，深圳人。2017年7月16日初诊。

主诉：反复胃中灼痛、胃胀十余年，复发加重一个月。

刻下：反复胃中灼痛、胃胀，伴嗳气、反酸、时而痛及两胁，食纳可，大便干结，舌红，苔薄黄，脉弦细。

辨证：肝胃郁热。

治法：疏肝泄热，和胃止痛。

处方：化肝煎合金铃子散。牡丹皮10g，栀子10g，青皮10g，陈皮10g，泽泻10g，浙贝母30g，白芍20g，延胡索10g，川楝子10g，火麻仁20g，瓦楞子15g，枳实15g，甘草6g。20剂。水煎服，日1剂，早晚各1次。

二诊（2017年7月23日）：上症已减，舌红、苔薄黄。

处方：化肝煎合金铃子散。青皮10g，陈皮10g，浙贝母30g，白芍10g，牡丹皮10g，栀子10g，枳实10g，泽泻10g，瓦楞子15g，广木香6g，鸡内金15g，川楝子10g，延胡索

10g, 甘草 6g。10 剂。水煎服, 日 1 剂, 早晚各 1 次。

刘扬, 何清湖, 刘朝圣, 等. 国医大师熊继柏运用金铃子散

复方治疗痛症验案 5 则 [J]. 湖南中医药大学学报,

2019, 39（7）: 812-814.

案 2: 呕吐吞酸

黄某, 女, 43 岁。间断咽下困难伴恶心吞酸 3 月余, 查胃镜示: 食管齿状线上缘可见条索状及斑片状充血灶, 齿状线欠规则。就诊时症见: 吞咽不适, 恶心吞酸, 食欲欠佳, 胃脘胀痛, 胸胁苦满, 口干口苦, 急躁易怒, 二便尚可, 夜寐欠安, 舌质红, 苔薄黄, 脉弦数。

中医辨证: 吐酸（肝火犯胃证）。

西医诊断: 胃食管反流病。

治法: 清肝泻火, 和胃降逆。

处方: 左金丸加减。黄连 18g, 吴茱萸 6g, 黄芩 6g, 栀子 6g, 乌贼骨 9g, 煅瓦楞子 6g, 炙甘草 6g。水煎服, 每日 1 剂, 分早晚两次温服。患者自诉服药 7 剂后, 恶心、吞酸症状较前有所改善, 遂改黄连用量为 9g, 余不变以巩固疗效。

艾一多, 周雯姣, 王荷兰, 等. 左金丸治疗胃食管反流病

心得体会 [J]. 亚太传统医药,

2017, 13（20）: 111.

二十二、安中片

【来源】《局方发挥》安中散。

【组成】延胡索（去皮）, 良姜（炒）, 干姜（炮）, 茴香（炒）,

肉桂，牡蛎（煅），甘草（炒）。

【服用方法】口服。每次 2～3 片，儿童每次 1～1.5 片；每日 3 次。

【辨证要点】①桂枝体质：适用于瘦高个子，面白；②一派虚寒现象：胃痛、胃胀、呃逆、嗳气、见冷加重、见热缓解、喜温喜按、冒酸水、不消化、纳差；③舌质白，舌苔白，脉沉弱、沉弦、沉缓。

【临床运用】胃痛，胃胀。

【运用感悟】本方是由桂枝甘草汤合甘草干姜汤组成，桂枝甘草汤温化水饮，散寒止痛，甘草干姜汤温化痰饮加延胡索行气止痛，小茴香散寒理气，高良姜散寒止痛，砂仁醒脾开胃，牡蛎化痰饮、治酸止痛。

【禁忌证】胃痛不能按，口干、口燥、口臭，舌质红、舌苔黄，小便黄，大便干不能用。

【医案】案 1：严重反酸

罗某，女，30 岁，绵阳经开区人。2019 年 10 月 7 日初诊。

病史：患者反酸多年伴有胃痛，服药时好时坏，最近加重，经人介绍前来治疗。现症：中等个子，面白，体瘦，疲倦贫血貌。胃反酸严重，尤其吃冷的，吃水果，吃甜的加重。伴有冒清口水，有时恶心，有时胃脘疼痛。舌质白，舌苔白嫩，口不干，口不苦，不想喝水，二便正常，脉沉迟弱。

辨证：太阴里虚寒证。

处方：安中散、理中汤合方加减。党参 20g，白术 25g，干姜 15g，炙甘草 15g，桂枝 15g，延胡索 20g，高良姜 10g，小茴香 10g，生牡蛎 30g，茯苓 30g，海螵蛸 20g。一剂浸泡一个小时，大火煮开后小火煮 40 分钟，分三次喝完。6 剂。

10 月 13 日二诊：疼痛消失，反酸减少，三天反酸两次，其他同一诊，一诊处方再服三剂。

10 月 17 日三诊：患者各种症状基本消失，吃一小块水果，偶尔有反酸，还说药太辣，问能不能不辣，可不可以增胖。太阴里虚寒水饮已经走了多半，不辣就不用理中汤。

处方：六君子汤合加减安中散善后，党参 25g，茯苓 30g，白术 20g，炙甘草 15g，法半夏 20g，陈皮 20g，桂枝 15g，牡蛎 30g，海螵蛸 30g。3 剂。煎煮方法同一诊。

（邓文斌医案）

案 2：胃痛

张某，男，61 岁，朔州人。2020 年 1 月 7 日初诊。

主诉：胃脘疼痛 1 周。

刻诊：个子中等偏瘦，1 周来胃脘疼痛，遇冷加重，得热减轻，口中和，无汗，不怕冷，无恶心腹胀，大便少，小便正常，睡眠正常。舌质白，舌苔白，脉弦大。

辨证：太阴寒湿证。

中医诊断：胃痛。

处方：安中散加理中汤。桂枝 15g，甘草 10g，延胡索 15g，牡蛎 30g，高良姜 15g，砂仁（后下）10g，小茴香 10g，川芎 10g，党参 15g，白术 15g，茯苓 15g。3 剂。水煎服。煎煮方法：每剂药泡 1 小时，煎煮 40 分钟，分三次服，每次 200ml。

2020 年 1 月 11 日二诊：胃痛好转，现食后恶心，脐周有压痛，舌质白，舌苔白，脉弦紧。

辨证：太阴寒湿证。

处方：安中散、理中汤加小建中汤。党参20g，炙甘草15g，白术15g，干姜20g，高良姜10g，小茴香10g，桂枝15g，延胡索10g，茯苓15g，川芎10g，白芍30g，炒三仙各30g，鸡内金10g，大枣15g。3剂。水煎服。煎煮方法同上。

1周后随访愈。

（张志伟医案）

二十三、口炎清颗粒

【来源】《外科十法》银花甘草汤加味。

【组成】天冬、麦冬、玄参、山银花、甘草。

【服用方法】口服。每次2袋（20g），每日1～2次。

【辨证要点】①口干、口渴、喜欢喝凉水，见热加重，见凉缓解，心烦发热出汗，小便短黄，小便不利；②口腔溃疡。

【临床运用】口腔溃疡、复发性口腔溃疡、疱疹性口炎等多种急慢性口腔疾病。

【运用感悟】用于阴虚火旺所致的口腔炎症。

【禁忌证】上热下寒：上面口腔溃疡，下面腹胀、便溏、不消化，吃凉腹泻加重者不能用。

【医案】燥痹

赵某，女，55岁。2017年8月29日初诊。

主诉：口干眼干2年余。

病史：患者2年前出现口干眼干、双手小关节疼痛，至当地医院查类风湿因子（RF）178U/ml，抗环瓜氨酸肽抗体（抗CCP 抗体）＞ 200RU/ml，唇腺活检示淋巴浆细胞浸润灶大于每 $4mm^2$ 1 个，诊断为干燥综合征，予激素、中药等治疗效果欠佳，口眼仍干，关节痛时作。刻下：口干明显，进食干性食物困难，眼干而涩，视物模糊，夜间口眼干加重，背部僵硬，有时易烦躁，寐差，梦多，胃纳尚可，二便调。舌红，中有裂痕、苔剥，脉弦细。

西医诊断：干燥综合征。

中医诊断：燥痹（阴虚燥热证）。

治法：养阴生津，润燥清热。

处方：增液生津汤加味。玄参 15g，麦冬 15g，生地黄 15g，石斛 10g，白芍 15g，杏仁 10g，金银花 10g，五味子 10g，乌梅 6g，天花粉 15g，酸枣仁 10g，土茯苓 30g，生甘草 3g。每日 1 剂，水煎分 2 次服。

2017 年 12 月 30 日二诊：上药进服 4 个月，口干有减，眼涩依然，视物模糊，右侧背部僵硬发酸，乏力，纳可，夜寐差，易醒，醒后难以入睡，大便溏，日行 3～4 次，舌红中有裂痕，苔剥，脉弦细。查 RF 72U/ml，抗核抗体（ANA）199U/ml。原方去玄参、天花粉、杏仁，加枸杞子 10g，菊花 6g，谷精草 15g，黄芪 30g，雷公藤 8g，生地黄改 30g。

2018 年 2 月 24 日三诊：上药服 2 个月，口眼干明显好转，乏力不显，双眼视物模糊，右肩胛处僵硬较显，盗汗，纳可，夜寐欠安，梦多，小便可，大便稍稀，舌红苔剥，脉细弦。查 RF 29.3U/ml，白细胞 3.25×10^9/L，肝功能正常。二诊方去黄芪、雷公藤，加地榆 15g，糯稻根 15g，羌活 15g。

2018年4月14日四诊：服药近2个月，药后症减，口眼干、视物模糊好转，后背不僵，盗汗消失，纳可，梦多，胃部不适，有时反酸，二便常，舌红有薄苔，脉细。查：胃镜示胆汁反流性胃炎，白细胞 $4.8 \times 10^9/L$。三诊方去糯稻根、羌活、地榆，加川黄连 3g，法半夏 6g。

2018年7月5日五诊：上药服2月余，口干眼干已不明显，纳可，夜寐欠安，梦多，舌红苔剥，脉细弦。查 RF 29.3U/ml，白细胞 $3.25 \times 10^9/L$，ANA 72U/ml。

病情明显好转，再予麦冬、石斛、金银花每日各10g，泡茶饮，以资巩固。

汪悦．汪悦效方治验——增液生津汤 [J]．江苏中医药，2021，53（10）：7-8.

二十四、参梅养胃颗粒

【来源】《伤寒论》芍药甘草汤。

【组成】北沙参、山楂、乌梅、红花、莪术、青木香、蒲公英、丹参、甘草、白芍、当归。

【服用方法】饭前温开水冲服，每次16g。每日3～4次或遵医嘱。

【辨证要点】胃阴虚伴有瘀血证：①胃脘刺痛，刺痛固定不移，夜间疼痛，舌质紫暗。②胃嘈杂难受，口干、口渴、疲倦乏力，舌红少苔，阴液不足。

【临床运用】①胃痛。②慢性萎缩性胃炎。

【运用感悟】本方由芍药甘草汤组成，主要治疗胃阴虚伴有瘀血证，胃嘈杂难受，口干、口渴、疲倦乏力，舌红少苔，胃脘刺痛，刺痛固定不移，舌质紫暗。

【禁忌证】胃阳虚忌用：胃脘疼痛怕冷，见冷加重，纳差、肠鸣、腹泻。

【医案】案1：腹痛

患者，男，6岁。2014年7月12日初诊。

主诉：反复腹痛2个月余。

刻诊：阵发性腹痛，以脐周、下腹部为主，饱食及进食寒凉之品后尤甚，痛剧时伴呕吐，纳食欠佳，精神可，二便调。查体：腹软，未扪及包块，全腹无反跳痛，脐周轻度压痛，肠鸣音正常。舌淡红，苔白腻，脉弦滑。辅助检查：血常规基本正常，^{13}C呼气试验阴性，腹部淋巴结彩超：脐周多发低回声——肿大淋巴结可能。

西医诊断：肠系膜淋巴结炎。

中医诊断：腹痛（肝脾不和）。

治则：疏肝行气，活血止痛。

处方：柴胡6g，白芍6g，赤芍6g，枳实10g，生姜10g，法半夏6g，茯苓10g，白术10g，醋延胡索10g，木香6g，鸡内金10g，炙甘草6g。7剂。水煎服，每日1剂，分两次温服。

一周后二诊：腹痛稍有减轻，纳食好转，守前方加白芍至15g，炙甘草至10g。7剂。

再一周三诊：偶诉轻度腹痛，无呕吐，食欲好，舌淡红，苔白，脉缓。

处方：白芍12g，炙甘草6g。7剂。

药尽而腹痛止，随访半年未再发作。

刘洋，刘晓鹰，陈爱明.倪珠英教授运用芍药甘草汤治疗儿科疾病经验 [J].世界中医药，2020，15（1）：99-103.

案 2：腹痛

患者，女，7 岁。2015 年 12 月 23 日初诊。

主诉：反复腹痛半年。

刻诊：晨起脐周腹痛，时为痉挛性疼痛，时呈绞痛，患儿有呕吐、恶心、头痛，并伴轻微出汗，就诊时腹痛 2 小时不得缓解，问诊得知每月发作 5～6 次，常于晨起、饭前反复发作此类腹痛，无夜间发作史。小便可，大便溏。查体：超声、CT 腹部检查未见胃肠道器质性病变；实验室血常规、尿常规检大便质稀余无异常。症见脘腹冷，畏寒肢冷，咳喘气短、痰涎清稀，舌质淡，苔薄白，脉象坚牢。

西医诊断：功能性再发性腹痛。

中医诊断：腹痛（寒湿困脾）。

治则：健脾和胃，行气化滞，缓急止痛。

处方：芍药 12g，甘草 6g，延胡索 6g，香附 6g，乌药 3g，高良姜 3g，藿香 3g，白豆蔻 3g，砂仁 3g，焦三仙各 3g。水煎服，每日 1 剂，分 2 次温服。腹痛时口服颠茄片每次 10mg，每日 3 次。

用药期间每日电话随访，连用 5 剂停药。分别于停药后第 1、2、3、4 周时电话随访，第 3 周周三发作 1 次，患儿晨起不吃饭不愿上学，腹痛，未出现大便溏等其他功能性腹痛症状，家长电话联系医生，反馈近几日患儿身心情况。分析可能临近期末，学习任务重，患儿紧张，加之天冷，嘱家长适当予以心理安慰，放松患儿心情。后再次电话跟踪，患儿腹痛发作 2 小时后自行缓解。

刘洋，刘晓鹰，陈爱明 . 倪珠英教授运用芍药甘草汤治疗儿科疾病经验 [J]. 世界中医药，2020，15（1）：99-103.

二十五、肠胃宁片

【来源】《博爱心鉴》保元汤合《内外伤辨惑论》当归补血汤。

【组成】党参、白术、黄芪、赤石脂、姜炭、木香、砂仁、补骨脂、葛根、防风、白芍、延胡索、当归、儿茶、罂粟壳、炙甘草。辅料为硬脂酸镁、蔗糖、滑石粉、川蜡、明胶、胭脂红。

【服用方法】口服。每次 4～5 片，每日 3 次。

【辨证要点】①气血双亏，疲倦乏力，面色萎黄，无精气神，手足冰凉，脉沉弱。②长期腹泻，泻下偏多、清稀、不臭、无肛门灼热，伴有不消化食物，每日 5～6 次或 10～20 次。③腹痛、腹泻，遇冷加重，阴天、夜晚加重，早晨泻为主。

【临床运用】脾肾阳虚的泄泻，慢性结肠炎、溃疡性结肠炎，肠胃功能紊乱等。

【运用感悟】本方是由保元汤合当归补血汤组成，气血双补，适用于慢性肠炎、慢性腹泻，尤其是水泻、泻下清稀为主。

【禁忌证】实证热证，泻下臭秽、粘马桶的湿热证不能用。

【医案】案 1：脾肾不足

患儿，女，13 岁。自幼食欲不振，恶闻食臭，常有食后呕吐，无呃逆反酸。常年大便干，2～3日一行。面黄无华，形体消瘦，舌苔白，脉细弱，寸关沉弱。就诊前一天心下胃脘处疼痛。

西医诊断：慢性营养不良。

中医诊断：小儿疳积，脾肾不足型。

治法：扶脾健胃，益气养肾。

处方：干蟾皮6g，鸡内金15g，焦三仙各10g，陈皮10g，槟榔10g，九香虫10g，扁豆10g，郁李仁25g，肉苁蓉30g，茯苓15g，薏苡仁15g，苍术12g，厚朴10g。7剂。水煎服。

复诊：上方见效，恶心呕吐已停止，食欲好转，入夜胃痛明显减轻。加槟榔12g、胡黄连10g，增强消积导滞和清热除疳的功效，5剂制丸。随访精神、饮食、排便均正常。

苏慧溢，李武卫，田德荣，等.张维芳主任应用消疳保元汤治疗小儿疳积经验[J].河北北方学院学报（自然科学版），2019，35（8）：32-33.

案2：脾气不足

患儿，男，8岁。挑食严重，食少纳差，大便2～3日一行，大便干。面色萎黄，体瘦，腹胀。

西医诊断：慢性营养不良。

中医诊断：小儿疳积，脾气不足型。

治法：扶脾健胃，益气养肾。

处方：干蟾皮6g，鸡内金15g，胡黄连6g，焦三仙各6g，党参10g，陈皮6g，槟榔6g，九香虫6g，扁豆6g，黄精10g，土白术10g，黄芪10g，甘草6g，茯苓6g。7剂。水煎服。

复诊：饮食明显增加，大便正常。效不更方，上方5剂制丸。师嘱断掉零食，少吃多餐，七成为好。5剂丸药后，随访精神、饮食、排便均正常，效果良好。

苏慧溢，李武卫，田德荣，等．张维芳主任应用消疳保元汤治疗小儿疳积经验 [J]. 河北北方学院学报（自然科学版），2019，35（8）：32-33.

二十六、枳实导滞丸

【来源】《内外伤辨惑论》枳实导滞丸。

【组成】大黄、枳实、神曲、茯苓、黄芩、黄连、白术、泽泻。

【服用方法】口服，每次 6～9g，每日 2 次。

【辨证要点】脘腹胀满，不思饮食，口苦、口干，口臭，下痢泄泻，或大便秘结，烦闷不安，小便短赤，舌质红，舌苔黄腻，脉沉有力。

【临床运用】消化不良，急性菌痢，急性胃肠炎，胃肠功能紊乱等属于湿热积滞者。

【运用感悟】本方为枳术汤、泻心汤、泽泻汤、小承气汤之半、大承气汤之半，主要用于湿热、食滞之泄泻，同时伴有少许的脾胃虚弱。

【禁忌证】寒湿泄泻以及无积滞者禁用。

二十七、葛根芩连片、合剂、微丸

【来源】《伤寒论》葛根芩连汤。

【组成】葛根、黄芩、黄连、甘草。

【服用方法】见说明书。

【辨证要点】①体质胖，比较壮实，面油光，出汗黏稠，舌质红，舌苔黄腻，口黏腻，皮肤起疮疡，流脓水；②容易腹泻，大便黄臭，肛门灼热，妇女带下量多色黄，耳后长湿疹；③舌质红，舌苔薄黄或黄腻。

【临床运用】解肌清热，止泻止痢。用于湿热蕴结的泄泻，症见身热烦渴，下痢臭秽，腹痛不适。亦可用于糖尿病，面部疮疡，青春痘，颈椎病，妇科带下，眼睛眼屎多。

【运用感悟】本方不仅能改善症状，还可以降糖、降血压、减脂。体质壮实，面油光，腹泻，大便黄臭，肛门灼热为辨证关键。

【禁忌证】不能久服，中病即止，肠胃虚寒者禁服。

第5章　常用的妇科中成药

一、四逆散

【来源】《伤寒论》四逆散。

【组成】柴胡、芍药、枳实、甘草。

【服用方法】开水冲泡或炖服，每次 9g，每日 2 次。

【辨证要点】①体质要求：体质瘦弱，面青面黄，性格内向，情绪波动大（沉默寡言，杞人忧天，易紧张），对气候、寒热、疼痛、疾病敏感，易拘挛性疼痛；②胸肋苦满，头昏头痛，嗳气反酸，腹上角压痛；③腹肌紧张如棍子；④脉弦。

【临床运用】①精神疾病（紧张、焦虑、抑郁、失眠等）：爱生气、郁闷，不说话，遇事爱往坏处想，整天悲切忧愁；②疼痛、拘挛性疾病（胆囊炎、肝炎、胃炎、顽固性腹痛、过敏性结肠炎等）：阵阵绞痛，生气时加重；③腹泻：有里急后重的效果更好，腹泻伴嗳气、呃逆，大便量不多；④便秘：将芍药量加大；⑤咳嗽；⑥尿路感染：尿频、尿急、尿痛；⑦淋巴结疼痛；⑧乳腺增生。

【运用感悟】对于寒冷、疼痛性疾病，用川乌、附子效果都不好，要考虑是不是有精神、气滞因素引起，用调情志的方法能够治疗怕冷、疼痛性疾病，用四逆散效果好，如女性手脚冰凉。

【禁忌证】恶寒蜷缩，腹痛、下痢清谷，脉沉弱者。

【医案】**案1：反复尿路感染**

王某，女，50岁，绵阳涪城区人。2022年6月20日初诊。

主诉：反复尿路感染。

病史：患者经常尿路感染，尿频、尿急、尿痛，每次到其他诊所配西药缓解，过段时间复发再次吃药，如此反复多年。经人介绍，前来我处治疗。

现症：胖壮，面青黄，抑郁貌。前几天尿急、尿痛、小便黄，吃西药后，现在还是尿急，小便青，少腹憋胀，舌质淡白，舌苔淡白，有齿痕，心情急躁，大便正常，脉弦滑。

辨证：太阴水饮不气化夹气滞证。

处方：四逆散加五苓散。北柴胡20g，白芍30g，枳壳15g，炙甘草10g，猪苓20g，茯苓25g，炒白术20g，泽泻30g，桂枝15g，瞿麦20g。3剂。每日1剂。

6月21日患者打电话来非常高兴，说吃完第一剂就非常好，要求把剩下的两剂打成粉末吃，我让他先吃完三剂后再说。

6月24日二诊：各种症状完全消失，去掉一诊处方的四逆散和瞿麦，打五苓散散剂巩固治疗，防止复发。

按：面青，抑郁面容，脉弦，气滞证，用四逆散；尿频繁，尿急，舌质白，舌苔，有齿痕，脉弦，太阴寒湿水饮不气化。

（邓文斌医案）

143

案 2：盆腔炎

李某，女，36 岁。2022 年 6 月 15 日初诊。

主诉：小腹灼热、疼痛 1 周。

现症：形体微胖，中等个，颜面青黄，小腹灼热、疼痛，伴腰痛，严重时坐立不安，口干，汗出正常，带下量多色黄，大便干，7 日未行。舌体胖大，舌苔黄腻，脉沉弦。

辨证：少阳气郁兼阳明湿热证。

处方：四逆散合四妙汤、桂枝茯苓丸加味。柴胡 15g，枳实 10g，白芍 30g，甘草 6g，苍术 10g，黄柏 10g，怀牛膝 15g，薏苡仁 30g，大黄 15g，牡丹皮 10g，桃仁 10g，茯苓 15g。3 剂。水煎服。

2022 年 6 月 20 日二诊：药后大便日 1 行，小腹灼热疼痛、坐立不安，带下量多色黄均好转。现症：口苦，小便灼热，舌质红，舌苔薄黄，脉沉弦。

辨证：少阳阳明证。

处方：上方加红藤 15g、败酱草 20g，3 剂继服。药后愈。

（张志伟医案）

二、逍遥散、加味逍遥丸、丹栀逍遥丸

【来源】《太平惠民和剂局方》逍遥散。

【组成】当归、茯苓、芍药、白术、柴胡、甘草、薄荷、炮干姜。

【服用方法】每次 6g，每日 3 次。

【辨证要点】①柴胡体质：体质瘦弱，面青面黄，抑郁或唠叨，问题特别多，易怀疑，对寒冷、疼痛特别敏感，脉弦；②气：闷闷不乐，沉默寡言，容易生气，胸胁胀满，纳差失眠；③血：爪甲干枯，皮肤开裂，月经量少色淡；④水：舌质淡，舌苔白，疲倦乏力，腹胀食少，大便稀溏。

【临床运用】①月经不调（量少，延后、闭经）；②带下病：带下色白，量多，质稀，疲倦、烦躁；③乳腺增生；④更年期综合征；⑤慢性肝炎；⑥精神疾病：焦虑，失眠，抑郁（寒热往来，手足发热，烦躁）；⑦人瘦弱，面青黄，腰痛，心情暴躁，大便稀，纳差，白带清稀；⑧脱发；⑨脑梗后遗症；⑩梅核气；⑪黄褐斑、痤疮；⑫慢性溃疡性结肠炎。

【运用感悟】逍遥散的病机为疏肝理气，调和气血，健脾除湿，针对气、血、水三方面问题，广泛用于疑难杂症，特别适用于女性患者、肝病患者。

【禁忌证】体壮面红，肌肉结实，性格开朗，精神亢奋，舌红，脉数者禁用。

【加减运用】①气郁严重加四逆散。②伴有失眠烦躁磨牙可以用安乐片（逍遥散变方）。

【医案】**周身胀痛**

卢某，女，51岁，绵阳经开区人。2019年9月10日初诊。

主诉：周身酸胀伴轻微疼痛1个月。

病史：患者1个月前周身胀痛，时发时止，四处治疗效果不好，听人介绍前来治疗。高瘦个子，面青，疲倦，全身酸胀，背酸胀为甚，腰痛，大腿到小腿酸痛，时发时止，酸胀为主，偶有疼痛，憋满，不怕冷，不发热，口中和，眠差，舌质白，舌苔白，大便正常，小便热，脉弦细滑。

分析：周身酸胀，面青，时发时止，发作有时，为少阳气滞；脉细，小便热，为阳明郁热。

辨证：少阳气滞兼阳明火郁证。

处方：逍遥散加杜仲酒加四味健步汤。柴胡 30g，当归 15g，白芍 25g，茯苓 20g，生白术 30g，炙甘草 10g，丹参 30g，杜仲 20g，川芎 15g，石斛 30g，牛膝 30g。3 剂。水煎服。

9 月 18 日二诊：上半身胀满，紧绷减轻，下半身及小腿未见明显变化，其他同一诊，查舌下脉络紫暗，有瘀血，在一诊基础加八味活血汤。

处方：当归 15g，白芍 30g，柴胡 20g，茯苓 20g，白术 20g，炙甘草 10g，丹参 30g，杜仲 20g，川芎 15g，桃仁 10g，红花 15g，枳壳 30g，狗脊 30g，牛膝 30g，石斛 30g。

9 月 24 日三诊：全身症状均减轻，小便热消失，二诊方去石斛，三剂后愈。

（邓文斌医案）

三、大柴胡颗粒

【来源】《伤寒论》大柴胡汤。

【组成】柴胡、大黄、枳实（炒）、黄芩、半夏（姜）、芍药、大枣、生姜。

【服用方法】开水冲服。每次 1 袋，每日 3 次。

【辨证要点】①体质壮实，肌肉结实，肥胖、肚子大，面青黄有油光；②口苦烦躁，胸肋胀满，心（肋）下胀满，大便干燥；③舌红苔黄，脉弦滑有力。

【临床运用】①急慢性肝炎、胆囊炎。②胃炎，肠炎。③高血压、高血脂、高血糖。④老年性痴呆。⑤哮喘。⑥减肥。

【运用感悟】大柴胡汤善于消肚腩。其人多见脸红油亮，上半身饱满，特别是上腹部胀满，脂肪堆积，用手按压上腹部，往往充实有力，犹如一只大大的红苹果。

【禁忌证】神差，腹泻、四肢冰凉，舌质白，舌苔白者不能用。

【加减运用】①伴有黄疸加茵陈蒿汤；②伴有发热，身体痛加葛根汤；③伴有舌苔白厚加平胃丸。

【医案】案1：胃脘痛

冯某，男，48岁，绵阳涪城区人。2021年11月17日初诊。

主诉：反复胃脘疼痛。

病史：患者胃脘痛多年，四处治疗效果不好，听人介绍前来治疗。高个子，胖壮结实，面红，口唇红。胃脘痛，按压疼痛加重，胀痛，胀满，口干，想喝水，口臭，消化快。有食物反流，反流胸骨后烧灼，眠差，心情烦躁。不能吃冷的，吃冷的腹泻，有时肠鸣，大便每日2～3次，有时干，有时稀，解不尽。小便黄。脉弦滑实有力。

辨证：大柴胡汤体质，少阳阳明太阴证。

处方：大柴胡汤加减合半夏泻心汤、栀子豉汤。北柴胡25g，枳实20g，黄芩15g，白芍15g，法半夏15g，黄连3g，党参15g，紫苏梗20g，栀子10g，豆豉6g，蒲公英40g，瓜蒌皮40g。3剂。1剂煎煮，每剂分4次喝完。

2021年12月5日二诊：患者服后疼痛消失，睡眠改善，反流胃灼热感消失，还有心下胀满，肠鸣，口臭，饿得快，一诊处方去栀子、豆豉，4剂继续治疗，药后患者感觉非常好，特意介绍他同事来治疗。

按：患者胃病多年不好，以前处方全部是治疗胃的，就在胃病这个范围内思考，前医没有看患者的体质：胖壮结实，面红，大肚子，是典型的大柴胡体质；也没有具体看患者的症状：胃脘痛，按压加重，大肚子，口臭，大便干。另加脉弦，也是大柴胡汤证。栀子豉汤为胸骨烧灼，烦躁而加，柴胡汤也能解郁证。

（邓文斌医案）

案2：高血压、糖尿病

李某，男，33岁，朔州朔城区人。2020年11月30日初诊。

主诉：头晕、失眠1年。

病史：11岁做下唇血管瘤，2018年体检查血脂高，血压高，近半年发现血糖高，不敢去医院检查，害怕指标太高，同时害怕吃西药后终身服药，前来找中医治疗。高个子，形体胖壮，面色发青，入睡困难，晚9点入睡准时半夜12:00—1:00醒，醒后彻夜不能睡，每日必须12点以后入睡方可到天亮，晨起口干、口苦，口中异味，头晕，出汗多，不怕冷，怕热，近半年喜冷饮，手足心热，食欲正常，背困，腰痛，无腹胀腹痛，双膝酸软，下唇紫暗，大便黏，每日1～2次，偶食后如厕，小便黄，血压183/113mmHg，空腹血糖22.0mmol/L。舌质暗，舌苔黄腻，舌体胖大，右脉弦，左脉沉缓。

辨证：少阳证兼痰湿瘀血证。

处方：血府逐瘀汤加味。当归10g，生地黄30g，桃仁15g，红花15g，甘草10g，枳壳10g，赤芍15g，柴胡20g，川芎 10g，桔梗 10g，怀牛膝 15g，龙骨 30g，牡蛎 30g，百合 15g，炒山楂 30g。7 剂。水煎服。煎服方法：每剂药浸泡 1 小时，煎 50 分钟，一剂药煎 600ml，每日 3 次，每次 200ml。

2020 年 12 月 7 日二诊：药后睡眠、口干、口苦稍好转。出汗减轻，口有异味，空腹血糖 21.0mmol/L，随机血糖 30.6mmol/L，血脂高，血压 160/118mmHg，舌质暗，舌苔黄腻，唇暗，脉沉数。

辨证：少阳合阳明兼瘀血证。

处方：大柴胡汤合当归芍药散加味。柴胡 15g，白芍 15g，黄芩 15g，天花粉 15g，大黄 6g，枳实 10g，当归 10g，川芎 10g，茯苓 15g，白术 15g，泽泻 20g，地龙 10g，黄连 10g，炒山楂 20g，桃仁 10g。7 剂。水煎服。煎服方法同上。

2020 年 12 月 14 日三诊：药后空腹血糖 10.0mmol/L，血压 130/93mmHg，口苦好转，唇紫暗减轻，入睡困难，舌质暗，舌苔黄厚腻，脉沉弦。

辨证：少阳合阳明兼瘀血证。

处方：大柴胡汤合当归芍药散。柴胡 15g，白芍 15g，黄芩 15g，天花粉 15g，大黄 6g，枳实 10g，当归 10g，川芎 10g，茯苓 15g，白术 15g，泽泻 20g，地龙 10g，黄连 10g，炒山楂 20g，桃仁 15g，鸡内金 20g。7 剂。

2020 年 12 月 24 日四诊：血压 140/89mmHg，空腹血糖 7.8mmol/L，口干好转，偶口苦，出汗减轻，大便 1 日一行，口中异味，睡眠较前好转，口唇紫暗较前减轻，舌质暗，舌苔黄腻，脉沉弦。

辨证：少阳阳明兼瘀血证。

处方：大柴胡汤合当归芍药散。柴胡 15g，赤芍 15g，黄芩 15g，天花粉 15g，大黄 6g，枳实 10g，当归 10g，川芎 10g，茯苓 15g，白术 15g，泽泻 20g，地龙 10g，黄连 10g，茵陈 30g，桃仁 15g，鸡内金 20g。7 剂。水煎服。

服药后微信告知，血压、血糖均恢复正常，自愿停服中药。2022 年 4 月左右，问之，一切正常。

（张志伟医案）

四、宁神灵颗粒

【来源】《伤寒论》柴胡加龙骨牡蛎汤。

【组成】柴胡、半夏、龙骨、黄芩、桂枝、牡蛎、大黄、甘草。

【服用方法】开水冲服，每次 14g，每日 2 次。

【辨证要点】①体质中等，精神差；②容易惊恐，胆小害怕；③伴有抑郁或烦躁，胸肋胀满，嗳气，呃逆，与情绪有关；④舌红，舌苔黄燥，脉弦滑有力。

【临床运用】①失眠。②焦虑、抑郁。③狂躁。④耳鸣。⑤阳痿早泄。⑥皮肤病。⑦眩晕。⑧妇科更年期多汗、烦躁、失眠、焦虑等。

【运用感悟】本方在小柴胡汤证基础上治疗烦躁惊恐，小便不畅，大便不通，谵语，一身沉重。

【禁忌证】虚寒证不能用。

【加减运用】①失眠加酸枣仁汤；②胆小惊恐，与温胆汤交替服用；③悲伤欲哭加脑乐静（甘麦大枣汤）；④心脾两虚胸痹合用归脾汤，瘀血者合用桂枝茯苓丸。

【医案】案1：耳鸣、脑鸣

何某，女，67岁，绵阳三台人。2021年11月5日初诊。

患者因脑鸣耳鸣前来就诊。患者的丈夫在我这里治疗好咳嗽咳喘后，带她前来治疗。现症：高个子，肥胖，壮实，面红黄，口唇暗红。患者有三高病史，头昏，沉重，耳鸣，脑鸣，心情烦躁，多梦，眠差，口干，口苦，口臭，大便稀，每日3次。舌质暗红，舌苔薄黄，舌下静脉曲张。腹部按压抵抗，胁下按压疼痛，脉弦滑有力。

辨证：少阳阳明太阴证。

处方：大柴胡汤合桂枝茯苓丸。北柴胡25g，黄芩15g，党参15g，法半夏15g，炙甘草10g，茯苓15g，桂枝6g，龙骨、牡蛎、磁石各30g，桃仁15g，牡丹皮12g，赤芍10g，菊花20g。夏枯草20g。4剂。1剂煎煮1次，分4次喝完。

11月10日二诊：各种症状减轻很多，去掉菊花、夏枯草，加石菖蒲、远志，3剂继服。药后愈。

案2：失眠、抑郁

孔某，女，32岁，朔州市朔城区人。2020年6月18日初诊。

主诉：失眠1年半。

病史：自从前年生完二胎后不久，就出现心烦，失眠，情绪差，易紧张。自己带两个孩子，比较累，晚上不能听到孩子哭，只要被吵醒就整夜无法入睡，前后到外院治疗1年半，诊断为抑郁症。中西药吃了好多未见好转，目前口服地西泮治疗。

刻诊：个子中等，面容憔悴，失眠，入睡困难，头晕，容易紧张，说话时爱笑，怎么看也不像抑郁症的人，汗出多，口苦，口干，不欲饮水，晨起为甚，记忆力差，月经周期正常，量少，大便少干，尿黄，舌质红，舌苔黄，脉沉弦。

辨证：少阳阳明太阴证。

处方：柴胡龙骨牡蛎汤加味。柴胡 20g，龙骨 30g，牡蛎 30g，党参 15g，法半夏 15g，黄芩 15g，桂枝 10g，茯苓 15g，熟大黄 10g，磁石 30g，炒枣仁 15g，川芎 10g，远志 10g，石菖蒲 10g，秫米 30g，生姜 15g，大枣 30g。5 剂。水煎服。煎煮方法：1 剂药泡 40 分钟，大火烧开，小火煎煮 40 分钟，分 3 次服，嘱停服安定。

分析：上方加远志、石菖蒲，宁心安神，跟党参、茯苓组成开心散用以解郁，加枣仁、川芎与茯苓组成半张酸枣仁汤，治疗虚烦不得眠，秫米跟半夏组成半夏秫米汤之义。痰湿重造成的失眠者可以加大半夏剂量至 30g。

2020 年 6 月 25 日二诊：服药前两天不敢停服安定，害怕睡不着，第三天没服安定，睡得很好，后面几天都没喝，只喝中药。现症：失眠好转，口稍苦，二便正常，舌质红，舌苔黄，脉弦。

处方：柴胡龙骨牡蛎汤。柴胡 20g，龙骨 30g，牡蛎 30g，党参 15g，法半夏 15g，黄芩 15g，桂枝 10g，茯苓 15g，制大黄 10g，磁石 30g，炒枣仁 15g，川芎 10g，远志 10g，石菖蒲 10g，秫米 30g，生姜 15g，大枣 30g。5 剂。水煎服。煎煮方法同上。

患者喝了 1 个月后，嘱停药看看，刚停药 1 天，就感觉入睡有点困难，害怕病情反复又来开药，上方加栀子 10g，10 剂，水煎服。服后睡眠一切正常，又抓了 10 剂后，嘱患者继续停药看看，不行下次做丸药善后。

2020年8月7日复诊：刚停药2天，就觉得睡眠不如之前好，由于害怕睡不着难受，就来做丸药，上方5剂做丸药善后，早晚各吃1丸。

2020年8月18日患者带她母亲来看腿疼，询问情况，睡眠一切正常。

（张志伟医案）

五、桂枝茯苓丸、胶囊

【来源】《金匮要略》桂枝茯苓丸。

【组成】桂枝、茯苓、牡丹皮、赤芍、桃仁。

【服用方法】口服，每次1丸，每日1～2次。

【辨证要点】①面色暗红或暗黑或紫暗，下肢皮肤干燥起块，静脉曲张；②腹部肌肉紧张，小腹两侧压痛，妇人月经色黑有块；③口唇干燥，颜色紫暗，漱水不欲咽，手掌烦热，健忘，胸满；④舌质紫暗，舌下静脉紫暗或曲张，苔紫暗，脉涩。

【临床运用】①妇科：月经不调，痛经，不孕，盆腔炎，卵巢囊肿，乳腺增生等；②男科：阳痿早泄，前列腺炎、肥大、增生；③肛肠科：痔疮，肛瘘；④皮肤科：痤疮，银屑病；⑤老年科：痴呆，老年斑；⑥哮喘；⑦疼痛科：腰痛，椎间盘突出等。

【运用感悟】本方是治疗瘀血的祖方，只要辨证准确，可应用于各科疾病，不能局限于妇科，无论是虚寒性、寒热不明性、部分热性瘀血都可以用。

【禁忌证】少腹刺痛拒按，按之有硬块，口燥舌干，大便结燥，小便短黄，舌质紫红而有瘀斑瘀点，苔黄燥，脉沉有力。

【加减运用】①伴有严重瘀血可以加逐瘀通脉胶囊（抵当丸）；②伴有严重便秘加厚朴排气合剂（小承气汤加味）。

【医案】案1：月经病

25岁处女。每月因月经而烦恼，妇科认为其子宫后倾，与卵巢有粘连，需要手术治疗。腹诊，右下腹部有牵引性压痛，血色不佳，故予当归芍药散。服药两个月病情无变化。于是更方用桂枝茯苓丸，当月行经不痛，1年后结婚。

大塚敬节.汉方诊疗三十年[M]//大塚敬节汉方医学丛书.

北京：华夏出版社，2011.

案2：产褥下肢血栓症

27岁妇女。两个月前流产，其后做过子宫搔刮术。数日后，左下肢发生浮肿，逐渐增大，2倍于平素，胀满感甚，起坐困难。因有瘀血，故予桂苓丸，数日后肿胀大部分消散，20日后痊愈。

大塚敬节.汉方诊疗三十年[M]//大塚敬节汉方医学丛书.

北京：华夏出版社，2011.

六、妇科白带片

【来源】《傅青主女科》完带汤。

【组成】白术（炒）、苍术、党参、山药、柴胡、白芍（炒）、陈皮、荆芥、车前子（炒）、甘草。

【服用方法】口服，每次4~5片，每日2次。

【辨证要点】①中等体质，面白偏胖，带下色白，清稀如涕不臭；②疲倦乏力，纳差便稀；③舌淡苔白，脉濡、缓。

【临床运用】①妇科：白带，阴道炎，宫颈糜烂，盆腔炎，妊娠水肿，经期腹泻，肥胖；②男科：遗精；③皮肤科：白癜风，带状疱疹，湿疹。

【运用感悟】凡属脾虚肝郁，湿浊致病者可用，不局限带下病。

【禁忌证】带下色黄、气味腥秽、舌苔黄腻、脉弦滑者禁用，可用易黄汤。

【加减运用】①黄带可以加二妙丸或四妙丸或葛根芩连片；②伴有肝郁脾虚加逍遥丸。

【医案】案1：带下病

朱某，女，34岁，朔州人。2021年7月26日初诊。

主诉：带下量多2月。

刻诊：2个月来带下量多，色白，无异味，无瘙痒，少腹疼痛，头晕，眼干，疲乏无力，食欲正常，大便正常。舌苔白，舌质白，脉弦缓。

辨证：太阴寒实证。

处方：完带汤。白术30g，苍术15g，山药15g，柴胡10g，党参10g，白芍15g，甘草10g，车前子15g，陈皮10g，荆芥10g，柴胡10g，茯苓10g。5剂水煎服。

2021年8月1日二诊：药后带下量多好转，少腹疼痛好转，效不更方，上方5剂继服，服药后愈。

（张志伟医案）

案 2：肛周潮湿瘙痒

朱某，男，37 岁，朔州人。2022 年 6 月 28 日初诊。

主诉：肛门周围潮湿瘙痒 1 个月。

刻诊：肛门周围潮湿瘙痒，疲乏无力，出汗正常，晨起口苦，头晕，腰困，大便偏稀，日一行。舌质白，舌苔白，脉弦大。

辨证：太阴寒湿证。

处方：完带汤合补中益气汤加味。苍术 15g，白术 30g，山药 30g，党参 15g，白芍 10g，甘草 6g，车前子（包）15g，陈皮 15g，荆芥 10g，柴胡 6g，黄芪 15g，升麻 6g，当归 10g，败酱草 15g。5 剂水煎服。

2022 年 7 月 7 日二诊：1 剂后肛门瘙痒好转，停药 2 天后又觉肛门潮湿伴轻度瘙痒，疲乏无力，晨起口苦，口干，出汗正常，纳差，大便偏稀，腰困，矢气多，小便黄，舌质白，舌苔白，脉弦大。辨证为太阴寒湿证。上方 5 剂继服。药后愈。

（张志伟医案）

七、少腹逐瘀颗粒、片、口服液

【来源】《医林改错》少腹逐瘀汤。

【组成】当归、蒲黄、五灵脂（醋制）、赤芍、小茴香（盐制）、延胡索（醋制）、没药（炒）、川芎、肉桂、炮姜。

【服用方法】开水冲服。每次 1.6g，每日 2～3 次，或遵医嘱。

【辨证要点】①面色青暗或灰暗厚浊，面部可伴有暗斑或色暗的痘印，怕风怕冷，四肢冰冷；②小腹冷或凉，腰冷月经紫暗或淋漓不尽，月经后期，有块；③舌质紫暗，舌下静脉紫暗或曲张，苔紫暗，脉涩。

【临床运用】①妇科：不孕症，痛经，月经量少，淋漓，经闭，崩漏，癥瘕，堕胎小产，恶露不绝；②男科：前列腺增生，前列腺炎，阳痿，精液不液化症；③跌打损伤后期，腰椎间盘突出症，溃疡性结肠炎和胃炎。

【运用感悟】本方是瘀血加虚寒证，瘀血也要分清寒热证。

【禁忌证】有瘀血但是口干，大便干，口臭，舌质红，舌苔黄腻，脉大者。

【医案】**腹部硬块胀满**

张某，女，48岁，忻州市五寨县人。2020年9月4日初诊。

主诉：腹部胀满2年。

病史：2年来先后在忻州，太原各大医院及名老中医处诊治未见好转，平素喜爱打麻将，曾出现过静脉血栓去医院做过手术。

刻诊：面色萎黄，脐下胀满，按压疼痛，脐上脐下跳动，每日晨起5时脐中会有鸡蛋大小硬块凸起，活动后消失，怕冷，不出汗，嗳气，嗳气后好转，口中和，手足发凉，睡眠正常，二便正常。舌质白，舌苔白，舌边齿痕，脉弦。

辨证：太阴寒湿兼气滞证。

中医诊断：腹胀。

处方：大建中汤合附桂理中汤。川椒10g，干姜15g，党参15g，枳实20g，白术15g，甘草10g，炮附子15g，桂枝15g，茯苓15g，大枣30g，木香6g。3剂。水煎服。

2020 年 9 月 7 日二诊：脐下胀满，压痛阳性，胃脘压痛，面青黄，经期腹痛，有血块，晨起 5 时脐中有鸡蛋大小硬块凸起，活动后消失，怕冷，不出汗，嗳气，嗳气后好转，口中和，二便正常，手足发凉，睡眠正常。舌质白，舌苔黄，脉弦。

辨证：太阴寒湿兼瘀血证。

处方：少腹逐瘀汤合大建中汤。小茴香 15g，炮姜 15g，延胡索 10g，五灵脂 10g，没药 10g，川芎 10g，肉桂 10g，赤芍 10g，川椒 10g，党参 15g，甘草 10g，吴茱萸 10g，大枣 30g。3 剂。水煎服。

2020 年 9 月 12 日三诊：药后脐下胀满好转，晨起 5 时未再出现脐中硬块，脐下硬块由鸡蛋大小减至核桃大，舌质白，舌苔白，脉弦。

辨证：太阴寒湿兼瘀血证。

处方：少腹逐瘀汤合大建中汤。小茴香 15g，炮姜 15g，延胡索 10g，五灵脂 10g，没药 10g，川芎 10g，肉桂 10g，赤芍 10g，川椒 10g，党参 15g，甘草 10g，吴茱萸 10g，大枣 30g。3 剂。水煎服。

2020 年 9 月 15 日四诊：患者诉明日回老家，要求多开几剂，药后脐下胀满好转，脐下硬块持续缩小，胃脘、脐下压痛消失，舌质白，舌苔白，脉弦。

辨证：太阴寒湿兼瘀血证。

处方：少腹逐瘀汤合大建中汤。小茴香 15g，炮姜 15g，延胡索 10g，五灵脂 10g，没药 10g，川芎 10g，肉桂 10g，赤芍 10g，川椒 10g，党参 15g，甘草 10g，吴茱萸 10g，大枣 30g。6 剂善后治疗。

半年前微信随访，服药后一直未再出现腹部胀满。

（张志伟医案）

八、血府逐瘀颗粒、胶囊、片、口服液

【来源】《医林改错》血府逐瘀汤。

【组成】桃仁、红花、当归、生地黄、牛膝、川芎、桔梗、赤芍、枳壳、甘草、柴胡。

【服用方法】按说明书使用。

【辨证要点】①体质：面瘦，面青黄，体质中等或偏瘦，话多，语速快，对事物敏感；②瘀血：口唇萎缩，面色暗红或暗黑或紫暗，下肢皮肤干燥起块，静脉曲张，月经紊乱、色暗黑有血块，疼痛部位固定，胸胁疼痛，烦躁；③气滞：嗳气，呃逆，胸胁胀满，生气后加重；④舌质紫暗，舌苔薄白，脉弦。

【临床运用】①头痛病：神经性头痛，高血压，脑动脉硬化性头痛，三叉神经痛，外伤性头痛，脑震荡后遗症头痛，偏头痛，癫痫，颅脑创伤等；②胸胁痛：冠心病心绞痛，肺心病，胸膜炎，肋软骨炎，胸部外伤，肋间神经痛等；③消化系统疾病：粘连性肠梗阻，慢性肝炎，肝硬化，脾肿大等；④痉挛性疾病：呃逆，神经性呕吐等；⑤妇产科疾病：月经不调，痛经，盆腔炎，输卵管不通，不孕症，宫外孕，闭经，更年期综合征，流产后腰痛出血，乳腺增生症等有瘀血指征者（月经不通，或点滴而下，胸胁满，乳房胀痛，腹痛）；⑥心脑血管及周围血管疾病：高血压，冠心病，心律不齐，心脏瓣膜病，动脉炎，静脉炎等临床见面色暗、唇暗红、舌暗紫、脉弦涩、皮肤干燥者；⑦神经精神疾病：顽固性失眠，神经症，夜游症，癫痫，自主神经功能失调症等；⑧顽固性皮肤病：慢性荨麻疹，湿疹，皮炎等见有紫斑、瘀斑、色素沉着、色素减退、疼痛、肥厚者；⑨眼科疾病：眼底出血，视网膜静脉周围炎，视网膜静脉血栓形成等；⑩其他：失眠，夜梦多，胸部不能放东西，自汗盗汗，小儿夜啼，长期低热，天亮出汗，急躁，郁闷，心慌心跳，鼻炎，食道梗阻，股骨头坏死。

【运用感悟】血府逐瘀汤应用范围广泛，精神差，肌肉坚紧，问题多，久病伴有瘀血症状者适用，偏用于气滞血瘀者，很多情志抑郁，焦虑，紧张，狂躁的人都可以用。

【禁忌证】有出血倾向的人，血小板减少。

【医案】**失眠**

徐某，女，80岁，朔州市人。2020年5月29日初诊。

主诉：失眠2年。

病史：失眠，入睡困难2年，前来诊治。刻诊见面色黧黑，个子偏低，形体消瘦，入睡困难，口干，汗出正常，心悸，说话时脉停顿。舌质暗，舌苔黄，舌下瘀斑，脉弦涩不调。

辨证：瘀血证。

处方：血府逐瘀汤合酸枣仁汤加味。当归10g，生地黄30g，桃仁15g，红花15g，枳壳10g，赤芍10g，柴胡15g，川芎10g，桔梗10g，牛膝20g，炒枣仁15g，知母10g，茯神15g，龙骨15g，牡蛎15g，甘草6g。5剂。水煎服。

2020年6月4日二诊：药后入睡困难大为减轻，开口说话时脉偶有停顿，口稍干，舌质暗，舌下瘀斑，舌苔黄，脉弦涩不调。

辨证：瘀血证。

处方：血府逐瘀汤合酸枣仁汤加味。当归 10g，生地黄 30g，桃仁 15g，红花 15g，枳壳 10g，赤芍 10g，柴胡 15g，川芎 10g，桔梗 10g，牛膝 20g，炒枣仁 15g，知母 10g，茯神 15g，龙骨 15g，牡蛎 15g，甘草 6g。5 剂。水煎服。

药后入睡困难，口干等均好转，停药。

（张志伟医案）

九、八珍益母颗粒

【来源】《正体类要》八珍汤加味。

【组成】益母草、党参、白术（炒）、茯苓、甘草、当归、白芍（酒炒）、川芎、熟地黄。

【服用方法】口服，每次 1 袋，每日 2 次。

【辨证要点】①气血虚：爪甲干枯，头昏头晕，面苍白，月经量少色淡，腰膝酸软，易疲劳；②舌质淡，舌苔白，脉细。

【临床运用】气血两虚所致的面色苍白或萎黄、食欲不振、四肢乏力、气短懒言以及月经后期、闭经、痛经者。

【运用感悟】本方以气虚双补为主，兼化瘀血。

【禁忌证】孕妇禁用。

【加减运用】瘀血严重可以加桂枝茯苓丸或是血府逐瘀颗粒。

【医案】案 1：气血两虚，痰湿中阻

患者，女，41 岁。因反复咽异物感，干咳 5 年就诊。

中成药实战速成

病史：患者 5 年前无明显诱因出现咽干，咽异物感，伴咳嗽少痰，夜间症状明显，时有咽痛，曾在外院诊断为慢性咽炎，服用西药及中成药疗效欠佳。5 年间症状反复发作，未进行规律治疗。平素怕冷乏力，头昏健忘，纳少，月经量少，大便干燥，夜眠欠安。舌淡胖，局部略呈淡紫色，苔白略腻，脉沉细。

中医诊断：梅核气，证属气血两虚，痰湿中阻。

治则：益气养血，清热化痰。

处方：八珍汤合温胆汤加减。太子参 30g，白术 10g，茯苓 30g，甘草 6g，当归 10g，白芍 10g，熟地黄 10g，川芎 10g，法半夏 10g，陈皮 10g，知母 10g，黄柏 10g，白茅根 30g，竹茹 10g，枳壳 10g。14 剂。每日 1 剂，水煎服。

二诊：咽异物感减轻，咽干好转，睡眠好转，时有咽痛，喜清嗓。舌质淡，苔白，中间略厚，脉细。上方去白茅根、知母、黄柏，加车前草 30g。14 剂。每日 1 剂，水煎服。

三诊：咽异物感减轻，怕冷乏力好转，睡眠好转。舌质淡，苔白，脉细。上方去车前草、竹茹、枳壳。继服 14 剂。

李蕾. 李淑良以八珍汤加减治疗梅核气验案二则 [J].

环球中医药，2018，11（8）：1299–1300.

案 2：气血两亏，肝郁气滞

患者，女，32 岁，主因反复咽异物感 2 年，加重 2 个月就诊。

病史：患者 2 年前情绪悲伤后出现咽异物感，吐不出、咽不下，时有咽痛咽干，讲话多后症状加重，伴乏力头昏，少气懒言，语声低微，咽干口苦、时有反酸呃逆，曾在外院诊断为反流性咽喉炎，服用抗酸药及中成药疗效欠佳。近 2 个月上述症状加重，来我院门诊就诊。平素情绪抑郁寡欢，纳食欠佳，大便正常，夜眠欠安。舌体胖，舌质淡略暗，苔薄白，脉弦细。

诊断：梅核气，证属气血两亏，肝郁气滞。

治则：益气养血，疏肝理气。

处方：八珍汤合逍遥散加减。太子参 30g，茯苓 30g，白术 10g，当归 10g，白芍 10g，熟地黄 10g，川芎 10g，柴胡 10g，紫苏梗 10g，郁金 10g，薄荷 10g，车前草 30g，木蝴蝶 6g，生姜 10g，大枣 10g，甘草 6g。14 剂。每日 1 剂，水煎服。

二诊：服药 14 天后，诉咽痛好转，咽异物感程度减轻，仍咽干，时有痰，睡眠欠安。舌质淡略暗，苔薄白，脉细。上方去车前草加百合 30g，远志 10g。14 剂。

三诊：诸症皆减，上方继服 14 剂。

李蕾 . 李淑良以八珍汤加减治疗梅核气验案二则 [J].

环球中医药，2018，11（8）：1299–1300.

十、温经养血合剂、调经丸

【来源】《金匮要略》温经汤。

【组成】吴茱萸、麦冬、当归、芍药、川芎、人参、桂枝、阿胶、牡丹皮、生姜、甘草、半夏。

【服用方法】口服，每次 1 袋，每日 2 次。

【辨证要点】①气血虚：头昏头晕，面苍白，手掌发热，口唇干燥，爪甲干枯，小腹不适，月经量少色淡，腰膝酸软，易疲劳；②舌质淡，舌苔白，脉细无力。

【临床运用】①气血两虚所致的面色苍白或萎黄、食欲不振、四肢乏力、气短懒言以及月经后期、闭经、痛经者；②更年期综合征，头昏眼花，手足发冷者；③冻疮，干癣，手掌干燥；④更年期寒热错杂的失眠。

【运用感悟】本方温经散寒，清热，养血，通瘀血，偏于温。

【禁忌证】口干，口苦，喜欢饮水，大便干，小便黄，舌红，苔黄等实热证。

【医案】案1：脱发

张某，女，40岁，广元苍溪县人。2017年10月1日初诊。

主诉：严重脱发5年，加重1个月。

病史：患者5年前开始脱发，治疗效果不好，近1个月越来越严重，每日早上梳头发，都掉很多，听人介绍通过微信就诊。现症：中等个子，中等体质，面白。脱发严重，尤其每日早上梳头，或是洗头发时掉得非常严重，头发油，头皮痒。怕冷，出汗正常，口不干，口不苦，喝水一般，舌质白，舌苔白腻，舌下脉络青紫粗大，吃饭正常，大便稀溏，粘马桶，小便黄，口唇干，手心烫。月经颜色紫暗，有块，月经量少。

辨证：阳明津亏兼太阴血虚水饮瘀血证。

处方：温经汤去麦冬加茯苓、白术、羌活、侧柏叶、天麻。当归20g，赤芍15g，桂枝20g，川芎15g，生姜20g，姜半夏30g，牡丹皮15g，党参15g，大枣15g，吴茱萸（淘洗）15g，茯苓30g，炒白术20g，羌活10g，侧柏叶10g，阿胶（冲服）

10g，天麻（打碎）15g。6 剂。一剂浸泡 40 分钟，大火煮开，小火煮 40 分钟，分 6 次喝完。

后来患者在本方基础上加减两三味药物为方，天天服药，随着月经逐渐规律，脱发减少，一周喝四天停三天，坚持了大半年而痊愈，头发不但不掉，比以前还要乌黑。

（邓文斌医案）

案 2：痹证（腰腿痛）

陈某，女，72 岁。2018 年 6 月 20 日初诊。

病史：患者诉腰腿痛 5 年，双下肢抽筋，腿冷，视之局部有毛细血管扩张，且皮肤干燥，手足裂口，面色黄、体瘦，气短乏力，易出冷汗，食欲差，舌质淡、苔薄白，脉沉细。

处方：温经汤。川芎 10g，牡丹皮 10g，桂枝 10g，吴茱萸 6g，白芍 30g，党参 10g，麦冬 10g，生姜 10g，姜半夏 10g，甘草 10g，当归 10g，阿胶 6g。7 剂。免煎颗粒，每次 1 袋，每日 2 次，开水冲服。

7 月 1 日二诊：患者腰腿痛减轻，体力好转，双下肢抽筋亦明显改善。上方 21 剂。

11 月 6 日三诊：患者诉服上药后腰腿未痛，饮食较前好转，小腿未再抽筋，能坐半天而不累，是以前所不能。此次要去华山赴会，开温经汤 20 剂。

处方：川芎 10g，牡丹皮 10g，桂枝 10g，吴茱萸 6g，白芍 15g，党参 10g，麦冬 10g，生姜 10g，姜半夏 10g，甘草 10g，当归 10g，阿胶 10g。20 剂。免煎颗粒，每次 1 袋，每日 2 次，开水冲服。

后来见到患者女儿，问及其母情况，说现在一切良好，已无明显不适。

高立珍，孟彪．温经汤临床应用体会 [J]．中国中医药

现代远程教育，2022，20（6）：138-140.

案 3：痛经

李某，女，45 岁。1993 年 5 月 5 日初诊。

病史：10 年前因做人工流产而患痛经。每值经汛，小腹剧痛，发凉，虽服止痛药而不效。经期后延，量少色暗，夹有瘀块。本次月经昨日来潮，伴见口干唇燥，头晕，腰疼腿软，抬举无力。舌质暗，脉沉。

辨证：冲化虚寒，瘀血停滞。

治法：温经散寒，祛瘀养血。

处方：温经汤。吴茱萸 8g，桂枝 10g，生姜 10g，当归 12g，白芍 12g，川芎 12g，党参 10g，炙甘草 10g，牡丹皮 10g，阿胶 10g，半夏 15g，麦冬 30g。服 5 剂，小腹冷痛大减。原方续服 5 剂，至下次月经，未发小腹疼痛，从此月经按期而至，俱无不适。

陈明，刘燕华．刘渡舟临证验案精选 [M].

北京：学苑出版社，1996：162.

十一、四妙丸

【来源】《成方便读》四妙丸。

【组成】黄柏、苍术、牛膝、薏苡仁。

【服用方法】口服，每次 6g，每日 2 次。

【辨证要点】①体质中等，面部油光；②头发、面部爱出

油，口苦，口臭，腹胀，纳差，厌油，小便黄赤，大便黄烂，白带黄臭，身上爱长疮疡；③舌质红，舌苔黄厚腻，脉象浮缓。

【临床运用】①疼痛：湿热痹证，痛风，表现为关节红肿疼痛，见上述辨证要点者；②皮肤病：湿疹，皮肤发痒，玫瑰疹，皮肤疮疡；③手脚麻木；④带下病：带下色黄、腥臭，少腹疼痛坠胀，腰骶痛甚，月经量少，舌红苔黄，脉滑缓或弦滑；⑤前列腺炎，阴囊潮湿。

【运用感悟】清热燥湿、祛风通痹之功。适用于湿热下注引起的多种疾病。

【禁忌证】腹痛、泻下清稀，白带清稀，口不干，口水多，舌质淡，苔白。

【医案】汗证

患者，男，49 岁。2019 年 7 月 15 日初诊。

主诉：汗多 2 年。

刻诊：饱食时汗甚，头汗，时夜汗，五心烦热，纳可，口干，口苦，眠差，大便正常，小便黄，舌胖，齿痕，苔腻，脉数。

中医诊断：汗证。

辨证：湿热上蒸，中焦郁滞。

治法：清热燥湿，健脾退热。

处方：苍术 15g，黄柏 15g，炒薏苡仁 30g，黄芩片 10g，土茯苓 30g，滑石（先煎）15g，牡丹皮 15g，地骨皮 15g，茯苓 20g，川牛膝 12g，猪苓 30g，生麦芽 30g。7 剂。颗粒剂，水冲服，每日 1 剂，早晚分服。

2019 年 7 月 22 日二诊：汗多好转，小便黄，纳可，眠辗转不宁，未打鼾，大便正常，面油腻，舌胖，脉沉，上方加地骨皮20g，泽泻12g，服法同前。

2019年7月29日三诊：汗多、面油腻好转，余皆正常，效守上方，服法同前。

何晓瑜，王瑞敏，张译心，等.贾跃进应用四妙散验案举隅[J].中国民间疗法，2020，28（21）：98-100.

十二、坤泰胶囊

【来源】《伤寒论》黄连阿胶汤加味。

【组成】熟地黄、黄连、白芍、黄芩、阿胶、茯苓。

【服用方法】口服，每次4粒，每日3次，2～4周为1个疗程，或遵医嘱。

【辨证要点】①体质：体质中等或偏瘦，面红，口唇红，眼睛炯炯有神，精神亢奋，话多，声音洪亮；②舌体小，舌质红绛，无苔（草莓舌），脉细数；③心烦，失眠；④有出血倾向，皮肤干燥，牙龈出血，崩漏，带下出血。

【临床运用】①顽固性失眠（里虚热证），辗转反侧，心烦，不安，口干喜饮，舌红，小便黄，大便干燥；②皮肤疾病：手掌脱屑、皲裂，银屑病；③出血性疾病：牙龈出血，鼻血，月经量多，崩漏，过敏性紫癜，血小板减少；④精神性疾病：焦虑，紧张，惊狂，烦躁；⑤泌尿系统疾病：尿血，蛋白尿，糖尿病并发症等。

【运用感悟】本方适合虚热津亏引起的症状比如出汗，失眠，焦虑，更年期综合征。很多西医不会辨证乱开，包括一些虚寒证也在乱用本方。

【禁忌证】虚寒证：舌质白，舌苔白，舌边齿痕，易腹泻，怕冷，四肢冰凉，胃脘冷痛。

【医案】案 1：**肺结核兼感冒**

22 岁妇女。在肺结核治疗中，有微热，无任何自觉症状。以为虚劳血热，曾用炙甘草汤无效。太阳一晒即头昏眼花，只好关闭木板套窗。下唇色赤，因不眠而声音略嘶哑。试以甘草泻心汤加减，同样无效。进而感冒，体温 37.6℃，较甘草泻心汤证虚，即虚证之血热，故用黄连阿胶汤，疗效甚佳，体温下降。

（龙野一雄医案）

案 2：**脑病**

小栗丰后守，年 30 余。患外感邪气颇盛，脉数急，舌布黑苔，谵语烦乱，饮食不进，至夜间烦躁如狂。医院虽予升阳散火汤，但身热愈加增高，医生予三黄汤加芒硝，下利 2 次，之后狂躁益甚。据此，余诊为少阴膈热证，予黄连阿胶汤。如法给药，一昼夜始能安眠，翌日精神爽然，已能识人，有食欲感。用升阳散火汤去人参加生地黄调理，完全恢复健康。

（浅田宗伯医案）

十三、归羊颗粒

【来源】《伤寒论》当归生姜羊肉汤。

【组成】当归、生姜、羊肉。

【服用方法】开水冲服，每次 20～40g，每日 3 次。

【辨证要点】①怕冷，手足冰凉，面色白，神差，头昏，乏力，失眠，痛经；②舌质淡，舌苔淡，脉沉缓无力，或脉迟弱；③腹痛绵绵，时发时止，喜温喜按。

【临床运用】①顽固性腹痛、产后腹痛、寒疝痛等各种腹痛；②虚劳性疾病：低血压，手脚怕冷，眩晕，夜尿多；③闭经：虚寒性；④顽固性腹泻；⑤血小板减少；⑥过敏性紫癜；⑦不孕不育；⑧肋痛；⑨睾丸疼痛。

【运用感悟】本方治疗虚寒性腹痛效果非常好，严重腹痛，必须重视。

【禁忌证】实热证不用，如面红冒油，口干口苦，口渴喜饮，易生眼屎，小便黄赤，大便干结，舌质红，苔红或黄腻，脉数有力等症状；高血压，肝肾功能不好的少用。

【医案】**血虚寒疝**（慢性胰腺炎）

佟某，女，50岁。1984年10月8日初诊。

主诉：左少腹疼痛伴发吐食已7年。

病史：过去曾因左腹部急性绞痛住院，诊断为急性胰腺炎，经治疗，症状有所缓解。出院后左少腹时有隐痛。平时大便次数较多，每日3～4次，平时怕冷，特别是少腹发凉，月经提前后错不定，现已停经1年。口不干，两脉滑中带涩，舌正。

中医辨证：血虚寒疝。

处方：当归生姜羊肉汤。当归12g，生姜9g，羊肉60g。3剂。每日1剂。患者服3剂后，左少腹隐痛明显好转。随访半年腹痛未复发。

刘俊士.古妙方验案精选 [M].北京：
人民军医出版社，1992：139.

十四、妇科养荣丸

【来源】《全国中药成药处方集》。

【组成】当归、白术、熟地黄、川芎、白芍、香附、益母草、黄芪、杜仲、艾叶、麦冬、阿胶、甘草、陈皮、茯苓、砂仁。

【服用方法】口服，每次 8 丸，每日 3 次。

【辨证要点】①消瘦萎弱，精神疲惫，面黄长斑，少气懒言，语声低微；②食少便溏，自汗心悸，头晕，耳鸣，手足麻木，腰脊酸痛，便溏，尿频；③舌质淡，脉沉细弱。

【临床运用】①气血不足，虚损诸证：面色苍白，气短心悸，头晕自汗，体倦乏力，四肢不温，月经量多；②恶性肿瘤放化疗后不良反应；③贫血；④虚劳；⑤疮疡不敛；⑥骨折术后肢体肿胀；⑦雷诺综合征（手足冷、麻木、偶有疼痛，典型发作时，以掌指关节为界，手指发凉、苍白、发紫、继而潮红）；⑧尿失禁；⑨产后身痛；⑩低血压；⑪月经失调。

【运用感悟】本方具有显著增强免疫功能，促进特异性抗体生成，活化补体，激活巨噬细胞，以及直接抗肿瘤活性作用；并能增强化疗药物的抗癌作用，明显降低其毒性，以及防治化疗、放疗引起的不良反应。此外，应用于神经衰弱、慢性消耗性疾病的后期、久病体弱、老年病等。

【禁忌证】体壮面红，口干口苦，饮食可，小便黄，大便干，舌红，苔黄，脉数者。

【医案】案 1：更年期障碍

43 岁妇女。素体虚弱，产 5 胎，每次产后均恢复不良，贫血且严重衰弱。现症由 4～5 年前开始，夜难入眠，易疲乏，嗜卧。时有动悸，眩晕，腹痛，腰以下冷如浸冷水中，即使盛夏亦不脱袜。严重时则意识障碍。腰痛，两腿似神经痛。脉沉而小，三部九候肾脉皆虚，命门火衰。腹壁微软，心下喜按，正中线无力而软，但触上部如火筷子状直下而硬。此乃脾胃虚与肾虚之谓也。用黄芪建中汤合当归芍药散加干姜、八味丸均无效。改用十全大补汤加附子，意外好转，继服数月，身体完全恢复健康。

（细野史郎医案）

案 2：子宫癌

45 岁妇女。带两小孩与丈夫分居，生活困难。自半年前有阴道不定期出血，以为是更年期未予理睬。之后，出血渐多，带下，腰痛，牵制下肢痛，经医院诊断为子宫癌晚期。患者颜面如背阴之苍草，弯腰，步履艰难，自云已预感将死。予十全大补汤，服 7 日后，愉快地走进诊室，腰痛、出血均止，食欲增进。继服 1 个月左右，精神更加良好，余认为有可能治愈。其后，6 个月时，患者完全健康，在工作中受到奖励，劝其去医院详细检查，但无动于衷。

（大塚敬节医案）

十五、妇康宝口服液

【来源】《金匮要略》芎归胶艾汤。

【组成】干地黄、当归、川芎、白芍、艾叶、阿胶。

【服用方法】口服，每次 1 支，每日 2 次。

【辨证要点】①反复出血（虚寒性），出血量不大，颜色淡或紫暗，淋漓不断，脉缓弱；②腹痛腹软，喜温喜按，手足冰凉，神差面黄，疲倦乏力；③脉细弱。

【临床运用】①妇科出血，月经量多，崩漏，颜色淡白或紫暗，有块；②流产；③月经不调：先期，后期，淋漓不断，崩漏；④痛经；⑤其他出血症：鼻出血，牙出血，紫癜，便血，血小板减少；⑥黄褐斑。

【运用感悟】凡诸失血，属虚而腹中痛者，伴有怕冷，面白苍白。

【禁忌证】血热出血量大，颜色鲜红，口干口苦口臭，急躁，声音洪亮，脉洪数有力，这些热证出血可用黄连解毒汤、黄连阿胶汤、三黄泻心汤等治疗。

【医案】案1：月经淋漓不断

张某，女，30岁，绵阳经开区人。2019年12月23日初诊。

主诉：月经淋漓不断10天。

刻诊：中等个子，体稍微胖，面白。月经过后还是不干净，淋漓不断，出现黑色的血。伴有人疲倦，虚弱，月经量少，舌质白，舌苔白，口不干，口不苦，二便正常，脉沉细涩。

辨证：太阴里虚寒血虚血瘀证。

处方：芎归胶艾汤。熟地黄25g，当归15g，川芎15g，炒白芍12g，阿胶（冲服）10g，艾叶10g，血余炭（冲服）8g。4剂。一剂浸泡40分钟，大火煮开小火煮40分钟，分三次喝完。

2020年1月8日二诊：一诊药服完痊愈，用温经汤善后调理。

（邓文斌医案）

案 2：崩漏（功能性子宫出血）

于某，女，40 岁。1993 年 11 月 29 日初诊。

素来月经量多，近月余淋漓不断，医院诊断为"功能性子宫出血"。经色鲜红，质稀，头晕乏力，腰酸腿沉，口渴，口苦，便干。舌体肥大，舌边有齿痕，苔白，脉沉按之无力。此证属气血两虚兼有虚热。经云：冲为血海，任主胞胎。今冲任不固，阴血不能内守，而成漏经。

治法：养血止血，益气养阴调经。

处方：胶艾汤加味。阿胶珠 12g，艾叶炭 10g，川芎 10g，当归 15g，白芍 15g，生地黄 20g，麦冬 20g，太子参 18g，炙甘草 10g。服 7 剂而血量大减，仍口苦，腰酸，大便两日一行，于上方加大麻仁 12g。又服 7 剂，诸症皆安。

陈明，刘燕华 . 刘渡舟临证验案精选 [M].

北京：学苑出版社，1996：164-165.

十六、归芍调经胶囊

【来源】《金匮要略》当归芍药散。

【组成】柴胡、白芍、白术、茯苓、当归、川芎、泽泻。

【服用方法】口服，每次 2 粒，每日 2 次。

【辨证要点】①面色发黄，皮肤干燥，缺乏光泽，有浮肿貌，或眼圈发暗，面部色斑；②腹部按压有振水音，腹壁柔软，但下腹部常有压痛，以右下腹部多见，腰腹部有重坠感，下肢或有抽筋麻木无力等；③便秘、腹泻、脱肛；④头痛头晕、心悸、肌肉跳动；⑤月经周期紊乱或闭经，或痛经，或月经量少，色暗淡而质稀如水；易患胎产疾病，或不孕，或易流产，或胎位不正，或产后腹痛等；⑥爪甲苍白干枯，小便不利，甚至有下肢或舌下静脉曲张；⑦舌质淡，舌苔白，舌边有齿痕，脉沉弱。

【临床运用】①妇科：黄褐斑，滑胎，月经不调，痛经；②内脏下垂：子宫，肛门，肝等；③慢性肝炎，腹水；④男科：前列腺增生、肥大；⑤虚证子宫肌瘤；⑥慢性肾炎；⑦皮肤病：痤疮，湿疹，荨麻疹，银屑病。

【运用感悟】本方有养血、调经、利水、止痛的功效，适用于以腹痛、浮肿、头眩、心悸、口渴而小便不利为特征的疾病和女性血虚体质的调理。

【禁忌证】面红油光，皮肤润泽，精神好，不怕冷，无水肿，舌红苔黄，脉弦数。

【加减运用】①伴有瘀血加桂枝茯苓丸；②伴有气滞疼痛加四逆散。

【医案】**案1：腹痛、手足发凉**

李某，女，31岁。朔州人。2022年4月17日初诊。

主诉：手足发凉半年。

刻诊：半年来手足发凉，月经量少，经期提前，容易发脾气，口苦，口干，小腹胀痛，脱发，左胁下疼痛，大便正常。舌质红，舌苔黄，脉沉弦。

辨证：少阳气郁兼太阴证。

处方：四逆散合当归芍药散加味。柴胡15g，枳壳10g，白芍10g，甘草6g，当归10g，川芎10g，茯苓15g，苍术10g，泽泻10g。5剂。水煎服。

2022年4月22日二诊：药后手足发凉、口苦好转，现仍小腹疼痛，舌质白，脉沉弦。

辨证：少阳气郁兼太阴证。

处方：四逆散合当归芍药散加延胡索、川楝子。柴胡 15g，枳壳 10g，白芍 10g，甘草 6g，当归 10g，川芎 10g，茯苓 15g，苍术 10g，泽泻 10g，延胡索 10g，川楝子 15g。5 剂。水煎服。药后愈。

（张志伟医案）

案 2：热证

吴某，女，48 岁。2022 年 4 月 15 日初诊。

病史：患者体瘦，柴胡体质，有乳腺增生，右边眼皮水肿，自诉晚上后半夜总是感觉身体热，不出汗，想把脚拿到被子外面，眠差，梦多，白带偏黄，无口干口苦口渴，喜欢喝热水，舌苔不厚腻，稍显白，不黄，齿印早晨起来最明显，上午下午也有，没有早晨深。

辨证：肝郁气滞，脾虚水湿，阴亏血虚。

处方：当归芍药散加减。地骨皮 20g，醋柴胡 10g，鳖甲（先煎 1 小时）20g、当归 15g，炒白芍 15g，牡丹皮 10g，桂枝 5g，茯苓 20g，炒白术 20g，泽泻 15g，合欢皮 10g，人参 3g，醋香附 10g。3 剂。水煎服，日 3 次。

服药后大小便正常，白带没有之前黄，晚上没有把脚伸出被子，身体也觉得不热了，睡眠要稍微深一些，右边上眼皮还有浮肿，舌苔有齿痕。

（熊媛医案）

十七、新生化颗粒

【来源】《傅青主女科》生化汤。

【组成】当归、川芎、桃仁、甘草（炙）、干姜（炭）、益母草、红花。

【服用方法】热水冲服，每次2袋，每日2～3次。

【辨证要点】①虚寒症：面色发白，手足怕冷，遇冷加重，肠鸣音强，口淡，冒清口水；②瘀血症：腹痛，口唇紫暗，舌苔青紫，舌下静脉曲张，月经有褐色血块，脉涩。

【临床运用】①产后恶露不尽，小腹冷痛；②痛经；③胎盘残留；④崩漏；⑤子宫肌瘤；⑥习惯性流产；⑦产后痔疮。

【运用感悟】本方与少腹逐瘀汤有相同功效，均用于虚寒加瘀血性腹痛，临床使用时应辨清证型，不能作为产后必服方使用。

【禁忌证】血热所致的瘀血，症见小腹憋胀疼痛，大便干，舌红，舌苔黄燥。

【加减运用】①生化汤加五皮饮治疗产后水肿；②生化汤加失笑散治疗产后腹痛甚者。

【医案】案1：痛经

王某，女，28岁，教师。

病史：月经初潮14岁，月经周期28～30日，每次行经3～5日，少腹持续性疼痛，曾以经血中之瘀块做病理检查，为"脱膜组织"，服用激素无明显疗效。症见行经腹痛较剧，有少腹、腰痛冷感，喜得温按，严重时伴有肢冷汗出，血量较少，杂有血块，色紫暗，疼痛1～2天。舌质紫暗，边有瘀点，苔薄白，脉弦涩。

辨证：<u>血虚有寒，瘀阻不通。</u>

治法：活血化瘀、温经止痛。

处方：生化汤化裁。当归 30g，川芎 15g，桃仁 10g，炮姜 2.5g，益母草 20g，肉桂 15g，延胡索 20g，炙甘草 10g，黄酒 2 盅。水煎服，早晚 2 次服。经前 2～3 日开始服，经期继续服。服药 3 周期，疼痛消失，病告痊愈。

李世文，康满珍.古方今用 [M].

北京：人民军医出版社，2006.

案 2：产后身痛

陈某，女，30 岁。2015 年 2 月顺产 1 女。

病史：产后调摄不慎，于产后 20 天出现腰部、左上肢肩部、双膝关节胀、困、刺痛，屈伸不利，足跟痛，活动及受凉后加剧，休息或得热后稍缓解，精神焦虑，二便正常，舌淡、苔薄白，脉细滑。查抗 "O" 抗体、类风湿抗体、血沉均正常，双膝关节 X 线检查正常。

西医诊断：关节炎。

中医诊断：产后身痛。

辨证：气血亏虚，寒瘀阻滞，营卫失调。

治宜补气养血，调和营卫，通络止痛。

处方：生化汤合黄芪桂枝五物汤加减。黄芪 35g，当归、白术、熟地黄、淫羊藿、巴戟天、狗脊、桑寄生、鹿角霜各 15g，赤芍、白芍、姜黄各 12g，鸡血藤 30g，桃仁 10g，桂枝、陈皮、防风各 9g，大枣 5 枚，羌活、炙甘草各 6g。每日 1 剂，水煎分 2 次服，连服 18 剂。并给予其对疾病的正确认识和生活指导，让患者增加自信心。

二诊：患者自觉腰部、左上肢肩部、双膝关节，胀、困、刺痛明显减轻，但仍感足跟痛，汗出，继续服用上方加炒续断15g，煅龙骨20g，浮小麦30g。以培补肝肾、滋阴敛汗、扶正祛邪。连续治疗2个疗程，随访3个月，无明显不适，病愈。

按：产时、产后失血过多，营血亏虚，四肢百骸、筋脉关节失于濡养，风寒湿邪乘虚侵入，痹阻关节经络，气血运行不畅，瘀滞而痛。正气不足，感受外邪，无力驱邪外出，其病机为气血亏虚为本，寒湿瘀阻经络为标。方中黄芪益气固表；桂枝、白芍温经通络，调和营卫；赤芍活血祛瘀；当归、鸡血藤、桃仁活血通络；淫羊藿、巴戟天、鹿角霜、寄生、狗脊温肾壮阳，强筋健骨；防风、羌活、姜黄祛风止痛；佐以陈皮、白术健脾和胃；大枣、熟地黄养血和营；生姜、甘草和营卫，调和诸药。本案治疗以大补气血为主，佐以活血化瘀，适当少量给予祛风止痛药物。全方标本兼顾，共奏益气养血、温经通络、散寒止痛之功效。

包红桃，谢知慧，张小花，等.武权生运用生化汤加减治疗产后病医案3则[J].新中医，2017，49（6）：193-194.

十八、金刚藤胶囊、颗粒、糖浆

【来源】《方剂学》金刚藤。

【组成】金刚藤。

【服用方法】口服。每次4粒，每日3次，2周为一疗程或遵医嘱。

【辨证要点】①湿热症见小腹疼痛拒按，有热感，腰骶胀痛，经色紫暗有块，带下量多，色黄黏稠，有臭味，或阴痒，头面油腻，口臭，口干，口渴，大便稀溏、黄烂，小便黄赤；②瘀血症见妇女腹部包块拒按，小腹及腰骶疼痛，伴经期提前或延长，经血量多；③舌质红，舌苔黄腻，脉弦数。

【临床运用】①皮肤科：疔、疮、痈，皮肤湿痒，分泌物多；②妇科病：腹痛、癥瘕、带下病；③湿热胃癌；④跌打损伤；⑤小便不利，白浊。

【运用感悟】本方与少腹逐瘀汤有相同功效，均用于虚寒加瘀血性腹痛，临床使用时应辨清证型，不能作为产后必服方使用。

【禁忌证】虚寒怕冷，舌质白，舌苔白，舌边齿痕，腹痛腹泻，肠鸣，遇寒加重等。

十九、妇乐颗粒

【来源】《素问病机气宜保命集》金铃子散合《伤寒论》芍药甘草汤、《金匮要略》大黄牡丹汤加减。

【组成】忍冬藤、大血藤、甘草、大青叶、蒲公英、牡丹花、赤芍、大黄、延胡索、川楝子。

【服用方法】开水冲服，每次12g，每日2次。疗程15天。

【辨证要点】①湿热症见小腹疼痛拒按，有热感，腰骶胀痛，经色紫暗有块，带下量多，色黄黏稠，有臭味，或阴痒，头面油腻，口臭，口干，口渴，大便稀溏、黄烂，小便黄赤；②瘀血症见妇女腹部包块拒按，小腹及腰骶疼痛，伴经期提前或延长，经血量多；③舌质红，舌苔黄腻，脉弦数。

【临床运用】①皮肤科：疔、疮、痈，皮肤湿痒，分泌物多；②妇科病：腹痛、癥瘕、带下病；③湿热胃癌；④跌打损伤；⑤小便不利，白浊；⑥前列腺炎。

【运用感悟】本方与少腹逐瘀汤有相同功效，均用于虚寒加瘀血性腹痛，止痛效果好，但临床使用时应辨清证型，不能作为产后必服方使用。

【禁忌证】虚寒症见怕冷，舌质白，舌苔白，舌边齿痕，腹痛腹泻，肠鸣，遇寒加重等。

【加减运用】湿热腹痛（妇科炎症）：用败酱草、薏苡仁、冬瓜子、鱼腥草各适量煎水冲妇乐颗粒。

第 6 章　常用的儿科中成药

一、小儿柴桂退热颗粒

【来源】《伤寒论》柴胡桂枝汤。

【组成】柴胡、桂枝、葛根、浮萍、黄芩、白芍、蝉蜕。

【服用方法】开水冲服。1 岁以内，每次 2g；1—3 岁，每次 4g；4—6 岁，每次 6g；7—14 岁，每次 8g；每日 4 次，3 天为一个疗程。

【辨证要点】①恶寒、怕风、怕冷、出汗多、面白、鼻塞、流涕、头身疼痛；②精神差、面青、寒热往来、口干口苦、不想吃饭；③舌质红，舌苔薄黄、脉弦。

【临床运用】①小儿外感发热。②小儿反复感冒。

【运用感悟】小儿不论是发热还是不发热，只要是体弱，经常感冒，符合上述症状的均可使用。

【禁忌证】无汗、少汗。若不出汗、发热、口苦的感冒可以用葛根汤颗粒加小柴胡颗粒。

【病案】

张某，女，45 岁，绵阳游仙人。2022 年 4 月 23 日初诊。

主诉：潮热出汗。

刻诊：中等偏胖体质，面白，抑郁貌。怕冷，反复感冒，多汗，易头痛；口干，口苦，心情低落，睡眠差。每日早上5:00—6:00点会出现阵阵潮热，然后汗出，天亮后消退。舌质淡红，舌苔淡白，右寸关浮数，尺脉沉，左脉寸沉，关脉弦，尺脉沉弦。

辨证：太阳少阳证。

处方：柴胡桂枝汤合甘麦大枣汤。桂枝 20g，白芍 20g，炙甘草 10g，生姜 10g，大枣 15g，北柴胡 15g，黄芩 12g，党参 12g，姜半夏 15g，龙骨 30g，牡蛎 30g，浮小麦 60g。4 剂，龙骨牡蛎先煮 40 分钟，1 剂煎煮 40 分钟，分 4 次喝完。

后来基本都用柴胡桂枝汤加减调理，几次后痊愈停药。此次诊治没有因早上潮热出汗，就认为是阴虚，而采用青蒿鳖甲汤。治病最怕固定思维，那样就会害了患者。

（邓文斌医案）

二、小儿豉翘退热颗粒

【来源】《伤寒论》大柴胡汤。

【组成】连翘、淡豆豉、薄荷、荆芥、栀子（炒）、大黄、青蒿、赤芍、槟榔、厚朴、黄芩、半夏、柴胡、甘草。

【服用方法】开水冲服。6 个月—1 岁，每次 1～2g；1—3 岁，每次 2～3g；4—6 岁，每次 3～4g；7—9 岁，每次 4～5g；10 岁以上每次 6g。每日 3 次。

【辨证要点】①体质因素：体质壮实、肌肉结实、食欲旺盛、积食；②恶寒轻、发热重、鼻塞、流黄鼻涕、咽喉痛；③腹胀、不大便或大便干，小便短黄、胸胁满闷；④舌质红、舌苔薄黄或黄燥。

【临床运用】①外感风热入里化热：发热、咳嗽、流黄涕、咽喉红肿、舌红、口干、想喝水，伴有腹胀、便秘、不想吃饭、小便短黄；②扁桃体化脓；③便秘；④出痘烦躁；⑤便血、鼻血伴烦躁。

【运用感悟】本方有几个优点：一是含有栀子、淡豆豉，可以除烦，治疗胸胁满闷。二是含有大柴胡汤，可以治疗腹胀，通大便，消除胃肠积热。因为小孩表里有热，一定会烦躁。

【禁忌证】体弱、腹胀、腹泻、稀水便、流清涕、口淡、舌淡苔白。这种可以用午时茶颗粒、五积散。

【加减运用】①口干喜饮，咽喉肿痛甚者加石膏免煎颗粒冲服；②咳嗽黄痰多，浊涕多者加桔梗、苍耳免煎颗粒冲服。

【医案】案1：咳喘

邓某，男，57岁，绵阳三台人。2021年11月12日初诊。

主诉：咳嗽、咳痰、咳喘。

病史：患者以前和他母亲前来看病，其母亲看好之后，自己也来治疗。高个子，面红黄，壮实，口唇暗红。胸部发热，胸胀满，咳嗽，咳痰，痰很难咳出来，咳的时间牵拉胸痛，胃脘处压痛，口苦，口不干，口臭，气喘，大便1日两次，成型，小便正常。舌质暗红，舌苔薄黄，舌下静脉曲张，脉弦滑而数。

辨证：少阳阳明痰热夹瘀血证。

处方：大柴胡汤合小陷胸汤、桂枝茯苓丸。北柴胡25g，枳实 15g，黄芩 15g，姜半夏 15g，赤芍 12g，黄连 3g，瓜蒌皮40g，桂枝 10g，茯苓 12g，桃仁 15g，牡丹皮 15g，金荞麦根30g。3 剂。1 剂煎煮 1 次，分 4 次喝完。

11 月 17 日二诊：口苦，胸痛，气紧好转，痰容易咳出来了，效不更方 3 剂。

11 月 22 日三诊：痰消失，胃脘处胀痛消失，其他同二诊，去掉小陷胸汤，6 剂善后。

（邓文斌医案）

案 2：胃脘痛

冯某，男，48 岁，绵阳涪城区人。2021 年 11 月 17 日初诊。

主诉：胃脘反复疼痛。

病史：患者胃脘痛多年，四处治疗效果不好，听人介绍前来治疗。高个子，胖壮结实，面红，口唇红。胃脘痛，按压疼痛加重，胀痛，胀满，口干，想喝水，口臭，消化快。有食物反流，反流胸骨后烧灼，眠差，心情烦躁。不能吃冷的，吃冷的腹泻，有时肠鸣，大便每日 2～3 次，有时干，有时稀，解不尽。小便黄。脉弦滑实有力。

辨证：大柴胡汤体质，少阳阳明太阴证。

处方：大柴胡汤、半夏泻心汤加减合栀子豉汤。北柴胡25g，枳实 20g，黄芩 15g，白芍 15g，法半夏 15g，黄连 3g，党参 15g，紫苏梗 20g，栀子 10g，豆豉 6g，蒲公英 40g，瓜蒌皮 40g。3 剂。1 剂煎煮 1 次，分 4 次喝完。

2021 年 12 月 5 日二诊：患者吃后完全不痛，睡眠转好，反流胃灼热感消失，还有心下胀满，肠鸣，口臭，饿得快，一诊处方去栀子、豆豉，4 剂继续治疗，患者感觉非常好，特意介绍他同事来治疗。

（邓文斌医案）

三、小儿热速清颗粒

【来源】《伤寒论》小柴胡汤加减。

【组成】柴胡、黄芩、板蓝根、葛根、金银花、水牛角、连翘、大黄。辅料为蔗糖。

【服用方法】口服。1岁以内，每次1/4～半袋；1—3岁，每次半袋～1袋；3—7岁，每次1～1.5袋；7—12岁，每次1.5～2袋。每日3～4次。

【辨证要点】①体质要求：体瘦弱、面青黄、精神差；②发热为主或者一会儿发热、一会儿怕冷，口干口苦、胸胁胀满、大便干。

【临床运用】①小儿风热感冒：口苦口干，咽喉干燥疼痛，干咳无痰，或咳吐黄痰，眼睛干涩红肿，偏头痛，鼻干唇干，浑身燥热难受，舌尖边红、苔薄白微黄；②小儿咽炎：咽喉肿痛，声音嘶哑，痰多；③疱疹性口腔炎：发热，口腔黏膜小水疱，水疱溃烂后形成溃疡，流涎、烦躁、哭闹、不吃东西。

【运用感悟】有时候用小柴胡汤不能用全方，因为半夏、生姜、大枣偏温，易上火，所以柴胡、黄芩、甘草，加一点连翘，用量偏大一点，退热效果非常好。

【禁忌证】不能用于虚寒性发热，症见恶寒、发热、出汗、舌质白、舌苔白、怕冷、怕风、纳差、腹胀、腹泻。

【加减运用】①伴口干，舌燥，薄白苔，白苔发燥，不水滑，加石膏免煎颗粒冲服；②伴肚子痛，加白芍免煎颗粒冲服；③伴咽痛，加桔梗免煎颗粒冲服。

【医案】案1：少阳高热

高某，男，45岁，绵阳人。2019年10月30日初诊。

主诉：反复发热一周。

病史：患者一周前出现外感发热，头痛，到某诊所配西药。吃药后烧退，不吃药又发热，反复几天不见好转，听人介绍前来就诊。高个子，中等体质，面青黄，没神。恶寒不明显，发热，体温39℃，精神差，不想吃饭，舌质红，舌苔薄黄。咽喉部红赤充血，咽喉痛，下颌淋巴结疼痛肿大。脉弦数而急，二便正常。

辨证：少阳阳明发热证。

处方：柴芩草汤加连翘。北柴胡50g，黄芩25g，甘草10g，连翘50g。1剂。煎煮1次分2次喝完。

（邓文斌医案）

案2：耳心疼痛

侯某，女，36岁，绵阳经开区人。2021年4月1日初诊。

主诉：耳心疼痛4天。

病史：患者四天前出现耳心疼痛，有黄色的稀脓液，患者母亲是某医院退休西医，给患者开磺胺类药物吃四天不见好转前来治疗。高瘦个子，面白。右耳道内疼痛，有脓液，听声音后有回声，耳门外面温度稍高于其他地方。口干口苦，想喝水，舌质红，舌苔红，吃饭正常，大便稍干，小便黄，伴有咽喉痛，稍微咳嗽，脉弦数有力。

辨证：少阳阳明证。

处方：小柴胡汤去半夏、加天花粉合桔梗甘草汤加石膏、连翘。北柴胡 24g，黄芩 20g，南沙参 20g，连翘 40g，桔梗 20g，甘草 10g，石膏 30g，天花粉 20g，金莲花 10g。3 剂。1 剂煎煮 1 次，去渣再煎 5 分钟，分 4 次喝完。

服药 1 剂疼痛减轻，2 剂脓液消失，3 剂痊愈。

（邓文斌医案）

四、小儿肺热咳喘颗粒

【来源】《伤寒论》麻杏石甘汤加白虎汤。

【组成】麻黄、苦杏仁、石膏、甘草、金银花、连翘、知母、黄芩、板蓝根、麦冬、鱼腥草。

【服用方法】开水冲服，3 岁以下每次 3g，每日 3 次；3 岁以上每次 3g，每日 4 次；7 岁以上每次 6g，每日 3 次。

【辨证要点】①发热，爱出汗，口干口渴，想喝水；②咳嗽，咳喘，咳黄痰，气急，气紧；③舌质红、舌苔黄，脉浮数有力。

【临床运用】①支气管炎、支气管哮喘、百日咳等有烦躁、口干、咳黄痰、喘气患者；②外感风火之咽喉肿痛；③荨麻疹、湿疹、药疹，表现为疹色鲜明，瘙痒剧烈，口干烦渴，出汗，形体不虚者。

【运用感悟】很多小孩顽固性咳嗽，本来是虚寒性的，父母没有用药知识，看广告说多半是肺热，用了寒凉治黄痰的药会出问题。

【禁忌证】无论是支气管炎还是肺炎，若出现虚寒性的咳嗽，咳白色泡沫痰，怕风，怕冷，舌质白，舌苔白，胃口差，大便稀溏者均不能用本方。

【医案】案1：风寒

张某，男，18岁。患喘证颇剧，已有五六日之久，询其病因为与同学游北海公园失足落水，经救上岸则一身衣服尽湿，乃晒衣挂于树上，时值深秋，金风送冷，因而感寒。请医诊治，曾用发汗之药，外感虽解，而变为喘息，撷肚耸肩，病情为剧。其父请中医高手开生石膏、杏仁、鲜枇杷叶、甜葶苈子等清肺利气平喘之药，服后不效。经人介绍，延余诊治。切其脉滑数，舌苔薄黄。余曰：肺热作喘，用生石膏清热凉肺，本为正治之法，然不用麻黄之治喘以解肺系之急，则石膏弗所能止。乃于原方加麻黄4g，服1剂喘减，又服1剂而愈。

陈明，刘燕华．刘渡舟临证验案精选 [M]．

北京：学苑出版社，1996.

案2：咳嗽

谢某，女，未婚，1992年8月出生。2016年10月21日初诊。

主诉：反复咳嗽半年。

现病史：患者今年3月感冒后出现咳嗽咳痰，一直迁延不愈。咳嗽夜间尤甚，咳白色稀痰，量不多，无鼻塞流涕，无口苦、口黏，怕冷，咽干，咽痛，咽痒，无头晕头痛，纳食欠佳，食欲不振，胸闷，咳而胸痛，无胸闷心慌，易疲劳，夜寐尚可，梦多，大便成形，日一行，小便平。舌质红，苔薄白，脉沉、寸浮。

处方：炙麻黄5g，杏仁10g，生石膏（先煎）10g，甘草

6g, 桔梗 10g, 荆芥 10g, 紫菀 10g, 陈皮 6g, 百部 10g, 白前 10g, 生薏苡仁 10g, 冬瓜子 10g, 桃仁 6g, 芦根 10g, 桑叶 10g, 北沙参 15g, (川) 贝母 3g。10 剂。水煎服。

2016 年 11 月 2 日二诊: 服药后咳嗽大减。因近两天天气变化受冷感冒, 咳嗽又发。咳嗽咳痰, 痰黄黏, 易咯出, 量不多, 怕冷, 胸闷心慌, 咳而胸痛, 咽痒, 纳食、睡眠尚可, 手足偏凉, 大便偏黏, 日一次, 小便平。舌质淡, 舌体偏胖, 苔薄黄, 脉沉稍弦、寸旺。守上方, 再进 10 剂; 常服固本健身膏。药后咳愈。

王维静, 祯艳, 伍建光, 等. 伍炳彩运用麻杏石甘汤治疗咳嗽经验 [J]. 江西中医药, 2019, 50 (11): 26-27.

五、小儿解表颗粒

【来源】《温病条辨》银翘散。

【组成】金银花、连翘、牛蒡子、葛根、荆芥穗、紫苏叶、防风、蒲公英、黄芩、牛黄。

【服用方法】开水冲服。1—2 岁, 每次 4g, 每日 2 次; 3—5 岁, 每次 4g, 每日 3 次; 6—14 岁, 每次 8g, 每日 2~3 次。

【辨证要点】①恶寒轻, 发热重, 鼻塞, 流黄浊涕; ②口干, 喜欢喝大量的水, 小便黄赤; ③舌质红, 舌苔红, 脉浮而数。

【临床运用】①上焦风热感冒、肺炎、扁桃体炎。②水痘、麻疹、风疹。③疟腮。

【运用感悟】银翘散, 治风温温热, 一切四时温邪。病从外来，初起身热而渴，不恶寒，邪全在表，故以辛凉之剂。

【禁忌证】恶寒重，发热轻，怕冷，精神差，不愿意动，舌质白，舌苔白，舌边有很多齿痕，腹胀，纳差，大便稀溏，脉浮缓。

六、保和丸、颗粒

【来源】《丹溪心法》保和丸。

【组成】山楂（焦）、六神曲（炒）、半夏（制）、茯苓、陈皮、连翘、莱菔子（炒）、麦芽（炒）。辅料为蜂蜜。

【服用方法】口服，每次 2 丸，每日 2 次。

【辨证要点】①暴饮暴食病史。②打臭饱嗝。③舌苔白、厚、腻，脉滑。

【临床运用】①腹胀、腹痛。②呕吐、食不下。③腹泻。

【运用感悟】部分小儿饮食积滞引起反复发热，舌苔厚腻，打臭嗝，就用本方。

【禁忌证】舌苔黄、厚、腻，喜欢喝水，大便不通。这种可以用枳实导滞丸。

【医案】案 1：胁痛

某男，52 岁。1 天前突发右胁剧痛，自服去痛片 4 片后症状未减，于次日又出现胸闷、心悸、气短。急查 B 超示胆囊炎；心电图示快速心房纤颤。否认冠心病史，舌质红，苔薄黄，脉结代。西医诊断：胆－心综合征；中医诊断：胁痛。证属肝气郁结，用柴胡疏肝散加味治疗，然患者服入即吐，难以受纳，且呕吐物腥臭，内夹杂未化之顽谷，腹满拘急。再审，患者体质赢瘦，知其中州本虚，柴胡、黄芩能伤中败胃，故难以受纳，转以健中行气为法。选保和丸加木香、瓜蒌、砂仁，1剂后得矢气并泻下一次，更进2剂后胁痛减，查心电图示：心房纤颤消失，转为窦性心律。

王亚丽，李爱华. 保和丸新用 [J]. 现代中医药，2002（6）：44.

案2：脘腹不舒

某男，51岁。患者5年前因食不洁肉，引起呕吐、腹泻，以急性胃肠炎住院1周痊愈出院。后每因寒冷，饮食欠当，即脘腹不舒，便溏日3～4次，食肉更甚，故以素食调养。仅遗不能食肉，见肉即恶心欲吐，欲食而不能食，多处求医，久治不愈。主诉无不适，肝、胆、胰、胃、肠等检查，均未发现阳性体征，舌淡，苔薄白，脉缓。考虑病起于伤肉食，投以保和丸加味。处方：焦山楂20g，神曲、麦芽、法半夏、茯苓、陈皮、连翘各10g。水煎服，日服1剂。

二诊：患者服药7剂后，见肉已不恶心欲吐，近2日稍进肉食亦无任何不适。嘱其再进7剂，追访2年未复发。

郭炳森. 保和丸加味治验 [J]. 河北中医，1987（3）：20.

七、启脾汤口服液

【来源】《中国药典》启脾丸。

【组成】人参、白术（炒）、茯苓、陈皮、山药、莲子（炒）、山楂（炒）、六神曲（炒）、麦芽（炒）、泽泻、甘草。

【服用方法】口服，成人10ml，每日2～3次。3岁以内儿童酌减。

【辨证要点】①脾胃虚弱，口淡无味，纳差，饭后腹胀，嗳气，呃逆，不消化；②面色萎黄，语声低微，气短乏力，没有精神，大便稀，每日 3～4 次；③舌淡苔白，脉虚弱。

【临床运用】①慢性胃炎、肠炎；②消化不良；③儿童缺钙。

【禁忌证】孕妇，湿热泄泻、感冒时不宜服用。

【临床感悟】对于长期顽固腹泻，有时理中丸效果好，有时真武汤效果好，有时他们都无效，用本方。

【医案】案 1：泄泻

江某，女，70 岁。10 月 10 日初诊。

该患者因每日大便五六次，大便稀而且很急迫，想解必须解，不然会拉在裤子里，患者非常痛苦，不敢出门一步。治疗时断时续，病情时好时坏，听人介绍特来一试。

刻诊：身体矮胖，疲倦面容，面白而虚晃，没有气力，阵发心悸心慌，不出汗，不发热，长期怕冷，长期腹泻，最近半个月加重，每日五六次，稍稀，很急迫，肛门无灼热，纳差，不能吃冷物与剩饭剩菜，不口干，不口苦，不想喝水，舌质白，舌苔白胖，有齿痕，多津，脉沉细滑。

分析：不发热、不恶寒，无太阳证；不口干、不口苦、脉不弦，无少阳证；不口渴，不想喝水，脉不洪数，无阳明证。纳差，大便稀溏，脉沉而滑，肛门不灼热（排除阳明湿热之葛根芩连汤证的肛门灼热），舌苔水滑多齿痕，为太阴水饮不化久泻夹气虚证（人疲倦无力）。

笔者当时在五苓散和启脾汤之间犹豫很久，以前会习惯性开出五苓散加人参。当天恰好看到《汉方之精要》中启脾汤的运用，心想五苓散利湿有余，补气不足（病患心悸，没有气力），同时五苓散专于利湿，没有消散开胃口的药物，而这些不足启脾汤都能胜任。气短无力有四君子汤，积滞不化与胃口难开（有少许实证）有陈皮、山楂。同时排除桃花汤的少阴下利（次数特别多，下利稀水，伴四肢冷），所以决定选用启脾汤。

辨证：太阴水饮不化之久泻夹气虚证。

处方：启脾汤。白人参10g，茯苓30g，炒白术30，炙甘草10g，车前子10g，陈皮10g，泽泻20g，炒山楂20g，莲子20g，生山药30g。4剂。一剂药浸泡20分钟，煎煮50分钟分四次喝完。嘱患者放松心情，忌生冷、油腻。

10月15日二诊：患者非常高兴，说自己精神好转，大便每日2次，其他症状同一诊，故在一诊的基础上加制诃子15g，希望收敛一下，大便能变成每日1次。

辨证：太阴水饮不化之久泻夹气虚证。

处方：启脾汤加减。白人参10g，茯苓30g，炒白术30g，炙甘草10g，车前仁10g，陈皮10g，泽泻20g，炒山楂20g，莲米20g，生山药30g，诃子15g。3剂。煎煮方法同一诊。

10月19日三诊：患者很抱怨，说效果与一诊差不多，大便每日2次，但是腹胀加重。笔者仔细分析是诃子之过，湿邪未全去，收敛之药导致气滞，故去诃子与车前子，加猪苓构成四苓散之义。

辨证：太阴水饮证。

处方：启脾汤加四苓散。白人参10g，茯苓30g，炒白术30g，炙甘草10g，陈皮10g，泽泻20g，炒山楂20g，莲子

20g，生山药 30g，猪苓 12g。4 剂。煎煮方法同一诊。

10 月 24 日四诊：患者说效果很好，并且又带来了几个患者前来就诊。因患者要出门一趟，把汤剂改为散剂。要求她必须吃半年，吃完后继续来拿散剂，以便巩固。故将三诊的方子抓四剂打成散剂，每次服 6g。

（邓文斌医案）

案 2：哮证（支气管哮喘缓解期）

张某，男，6 岁。2006 年 11 月 28 日初诊。

病史：患儿有哮喘宿疾，每年频发，发作时需输液治疗才能缓解。时值季节交替，1 周前患感冒。刻下：偶咳有痰，痰白质黏，喷嚏稍作，面色少华，纳谷欠馨，动辄汗出。查体：双肺呼吸音清，未闻及啰音，舌质淡，苔薄白，脉细无力。

辨证：肺脾两虚，痰浊内伏。

治法：益气固表，健脾化痰。

处方：四君子汤加味。潞党参、焦白术、云茯苓、制半夏、青防风、荆芥穗、淡子芩、花椒目、地龙干、炙甘草各 10g，广陈皮、辛夷花、香白芷各 5g。7 剂。水煎服，嘱防寒保暖、忌酸冷辛辣。

二诊：咳止痰少，汗出一般，去荆芥穗、香白芷，加生黄芪、焦山楂、香谷芽各 10g。7 剂。

三诊：诸症平，汗出减少，纳谷增，前方奏效，击鼓再进，加太子参 10g。继服 14 剂。

按：哮喘缓解期多为脾、肺、肾三脏俱虚，内有伏痰，而痰湿是哮喘反复发作的宿根。方中以四君子汤为基础方健脾益气，加广陈皮为异功散，芳香健脾醒胃，甘温缓补更兼理气健脾之功，使脾健则运化、输布有力，再加制半夏为六君子汤，侧重健脾化痰，杜绝生痰之源，实为标本两顾，以翼培土生金。辅以青防风、荆芥穗、香白芷、淡子芩、辛夷花疏风通窍；花椒目、地龙干以解痉平喘。花椒目与地龙干为吾师临证治疗哮喘常用药对，具有抗炎、平喘之功。二诊：患儿病情好转，去疏风解表之药，加生黄芪以益气固表止汗，并佐焦山楂、香谷芽以启脾开胃。三诊：患儿病情稳定，守方加太子参以补气生津，续方固效。

赵毅涛，白莉，李利清，等.虞坚尔运用健脾法治疗儿科疾病经验举隅 [J].上海中医药杂志，2009，43（4）：8-9.

八、小儿金翘颗粒

【来源】《经验方》。

【组成】金银花、连翘、葛根、大青叶、山豆根、柴胡、甘草。

【服用方法】开水冲服。5—7 岁，每次 7.5g，每日 3 次；8—10 岁，每次 7.5g，每日 4 次；11—14 岁，每次 10g，每日 3 次。5 岁以下小儿遵医嘱。

【辨证要点】①体质要求：体质中等或瘦弱，面青面黄或抑郁，身体差，易反复感冒、发热、扁桃体化脓；②临床症状：恶寒轻、发热重，高热或寒热往来，面红，一身疼痛，口干口苦，喜欢饮水，咽喉充血、红肿疼痛，扁桃体化脓，大便干，小便黄；③舌质红，舌苔白；④脉数有力。

【临床运用】①风热感冒。②咽部疾病：急性咽炎、咽喉炎、扁桃体炎、扁桃体化脓。③疔疮。

【运用感悟】本方含有三个药对，辛凉解表的金银花、连翘；清热解毒疗疮的金银花、甘草；和解的柴胡、甘草。加上疏风清热解表退热的葛根、山豆根、大青叶，对急性上呼吸道感染，扁桃体炎及扁桃体化脓等引起的发热，咽喉肿痛有很好的疗效。

【禁忌证】风寒感冒，恶寒重，发热轻，无汗，一身疼痛，鼻塞流清涕，口不干不苦，舌淡红，苔白。

九、小儿腹泻宁合剂

【来源】《小儿药证直诀》七味白术散。

【组成】党参、白术、茯苓、葛根、甘草、广藿香、木香。

【服用方法】口服。10岁以上儿童每次10ml，每日2次，10岁以下儿童酌减。

【辨证要点】①疲倦乏力，喜静厌动，体瘦面黄；②腹胀腹痛，呕吐，食少腹泻，大便稀溏或先干后溏；③口干口渴，喜欢喝水，小便短黄；④舌质红，舌苔薄黄，脉濡数。

【临床运用】①脾虚泄泻。②小儿厌食症。③反复呼吸道感染。④流涎。⑤小儿疳证。⑥脾虚带下病。

【运用感悟】七味白术散是治疗儿科腹泻的验方、良方，通过加减可用于治疗常见的小儿脐周痛（急性肠系淋巴结炎）。

【禁忌证】里虚寒性腹痛，表现为腹胀纳差，腹痛腹泻，遇冷加重，泻下清稀或完谷不化，面白，四肢冰凉，口不渴或渴不欲饮，舌质淡，舌苔白，舌边齿痕，脉沉。

【医案】案1：腹泻

肖某，男，31岁，绵阳市经开区人。2020年5月17日初诊。

病史：患者常年腹泻，在很多地方治疗效果不理想，听人介绍前来治疗。高个子，体瘦弱，面青，口唇红，神差疲倦貌。长期腹泻，每日2～3次，大便稀烂，颜色黄，肛门灼热。在吃辣或是寒凉食物的情况下加重，平时缓解。口不干，口不苦，喝水一般，吃饭正常，睡眠正常。舌质红，舌苔薄黄，有齿痕，脉沉弦滑而数。

辨证：阳明湿热证。

处方：葛根芩连汤合七味白术散。葛根30g，黄连6g，黄芩10g，炙甘草10g，党参12g，炒白术20g，茯苓15g，广藿香（后下）10g，木香10g。6剂。1剂煎煮1次，分3次喝完。

患者后来治疗鼻炎头疮时说腹泻一直未犯。

（邓文斌医案）

案2：磨牙

张某，女，9岁，乐山市人。2021年10月2日初诊。

病史：常年磨牙听人介绍前来治疗。磨牙很多年，以前孩子的爷爷翻书抄方治疗好了，后来他爷爷去世后，找不到方子，在成都多处治疗没有效果。现症：中等个子，面青黄，没有光泽，神倦，口唇淡白。每晚磨牙，牙龈有青瘀色。胃口差，纳差，喜欢吃重口味的东西。舌质淡红，舌苔淡白，舌苔中间白厚，有津。伴有手脚湿，尤其夜晚手脚湿加重，内裤上有黄色分泌物。心情差，容易发脾气，夜晚睡觉差，翻来覆去睡不着。右脉沉滑数，左脉弦细。诊断为：肝强脾弱夹杂湿热证，一方用抑肝散治疗肝强脾虚，二方用七味白术散加《外台》茯苓饮健脾胃除湿热。两方交替服用，各有针对性，点对点的狙杀，又联合起作用，比把两个方子合在一起效果好，方剂如下：

处方1：抑肝散。北柴胡6g，当归6g，茯苓10g，白术8g，甘草3g，川芎6g，双钩藤（后下）20g，鸡内金10g，佛手10g，陈皮6g。2剂。水煎服。

处方2：七味白术散合《外台》茯苓饮。太子参10g，茯苓10g，木香6g，藿香（后下）6g，山药10g，芡实8g，鸡矢藤20g，炒扁豆10g，炒枳壳6g，陈皮8g，车前子8g，葛根6g，3剂水煎服。用法：两方交替服用。

10月10日二诊：服用后磨牙减轻很多，但未痊愈，手脚还是湿润，只是程度要轻些，吃饭胃口变好。

处方1：抑肝散加半夏、陈皮。北柴胡6g，当归6g，茯苓10g，白术8g，甘草3g，川芎6g，钩藤（后下）20g，鸡内金10g，佛手10g，陈皮6g，法半夏4g。2剂。

处方2：党参6g，白术12g，炙甘草3g，炒扁豆10g，莲子8g，薏苡仁15g，山药10g，泽泻6g，芡实10g，神曲10g，陈皮6g，藿香（后下）6g，炒车前仁8g，茯苓15g，白豆蔻4g。3剂。

10月30日三诊：服药后胃口很好，磨牙很轻，有时候不磨，有时候快天亮了磨一下，手脚偶尔湿润，大便较前畅通，基本每日1次，偶尔两天1次。

处方1：抑肝散加味。北柴胡6g，当归5g，白芍5g，茯苓10g，炒白术8g，炙甘草3g，川芎5g，钩藤（后下）20g，陈皮8g，防风6g，蝉蜕10g，僵蚕10g，姜半夏5g。3剂。

处方 2：脾胃湿热积滞方。党参 6g，茯苓 12g，生白术 8g，炙甘草 3g，陈皮 6g，车前子 6g，木香 5g，广藿香（后下）5g，葛根 5g，薏苡仁 15g，苦杏仁 5g，芡实 10g。3 剂。

11 月 10 日四诊：全部症状消失，效不更方各 4 剂继续治疗。

后记：后来偶尔间断交替服用两方，我嘱家长：要多陪伴，培养兴趣爱好，让她心情愉快；同时要杜绝吃冷食，间断用一些健脾胃的方剂，斩断湿邪来源，还要恰当锻炼。看病既是对症治疗，更要调理体质，改善身体素质，甚至改善生活习惯和方式。所以，没有耐心和配合的患者，不适合看中医。

（邓文斌医案）

第7章 常用的疼痛科中成药

一、当归拈痛丸

【来源】《兰室秘藏》当归拈痛汤。

【组成】当归、粉葛、党参、苍术（炒）、升麻、苦参、泽泻、白术(炒)、知母、防风、羌活、黄芩、猪苓、茵陈、甘草。

【服用方法】口服。每次9g，每日2次。

【辨证要点】①湿热体质；②头发、面部爱出油，口干，口苦，口臭，腹胀，纳差，厌油，小便黄赤，大便黄烂，白带黄臭，身上爱长疮疡，关节红肿热痛，肢节烦痛，肩背沉重，脚膝生疮；③舌苔白腻微黄，脉弦数。

【临床运用】①疼痛：湿热为主伴少许寒湿痹证，风湿性关节炎、类风湿关节炎及痛风；②皮肤病：湿疹、神经性皮炎、脓疱疮、臁疮、阴痒等；③静脉炎，手脚麻木；④带下病：带下色黄、腥臭，少腹疼痛坠胀，腰骶痛甚，月经量少，舌红苔黄，脉滑缓或弦滑；⑤前列腺肥大。

【运用感悟】本方配伍特点是表里同治，邪正兼顾。外可散风邪，内可除湿热。散风清热利湿，以祛其邪；益气健脾养血，

201

以扶其正。

【禁忌证】腹痛、泻下清稀，白带清稀，口不干，口水多，舌质淡，苔白。

【医案】案1：水肿

陈某，男，50岁，绵阳三台人。2021年6月10日初诊。

主诉：双下肢水肿1周。

刻诊：高个子，面红。双下肢水肿1周，按压有凹陷，腿发热，膝关节疼痛，不麻木，不冷，久坐加重，睡觉缓解。不怕冷，怕热，爱出汗，皮肤油腻，口苦。舌质红，舌苔黄腻，脉沉弦数。

辨证：阳明湿热证。

处方：四妙散加当归拈痛丸。炒苍术15g，黄柏15g，怀牛膝10g，薏苡仁60g，当归20g，茵陈30g，苦参6g，葛根10g，独活10g，猪苓20g，茯苓30g，泽泻40g。6剂。煎煮方法：1剂浸泡40分钟，大火煮开小火煮40分钟，分3次服。

6月17日二诊：关节疼痛消失，下肢水肿消失多半，口苦，脉沉弦数，辨证为阳明湿热证，一诊处方6剂。

后来她带其他患者来看病，说吃完就好了，药太苦，不好吃，以丸剂善后。

按：下肢发热，膝关节疼痛，舌质红，舌苔黄腻，阳明湿热痛证，当归拈痛丸主之；下肢水肿，皮肤油腻，脉沉弦滑数，阳明湿热水饮下注，四妙散主之。

（邓文斌医案）

案2：上肢痈疡

金某，女，19岁，朔城区人。2021年7月19日初诊。

主诉：上肢疮疡 7 天。

刻诊：双上肢散在性疮疡。瘙痒，结痂，流水，出汗多，食欲正常，大便干，二日一行。舌质红，舌苔白，脉滑。

辨证：阳明湿热证。

处方：当归拈痛汤。当归 10g，羌活 6g，防风 6g，升麻 6g，猪苓 10g，泽泻 10g，茵陈 15g，黄芩 10g，葛根 15g，苍术 10g，白术 10g，苦参 10g，知母 10g，甘草 10g，栀子 10g。5 剂。水煎服，日 1 剂。

药后电话告知愈，未再服药。

（张志伟医案）

二、芪葛颗粒

【来源】《金匮要略》黄芪桂枝五物汤加减。

【组成】黄芪、葛根、桂枝、威灵仙、白芍、姜黄、川芎、菊花。

【服用方法】开水冲服。每次 1 袋，每日 2 次，早、晚各 1 次。疗程 4 周。

【辨证要点】①黄芪体质：体形偏胖，面色黄，缺乏光泽；表情不丰，疲惫感；皮肤松弛，颈部赘肉，浮肿貌。②下肢多有浮肿，局部皮肤干燥发暗，走路疼痛，或易抽筋，或易感染，或溃疡，或麻木不仁。易自汗、盗汗、疲倦。③舌淡苔白，脉微涩而紧。

【临床运用】①头部疾病：老年痴呆，头昏头痛，记忆力下降，反应迟钝等；②颈椎病；③心脏疾病：胸痹，胸闷，心慌，

203

心悸；④四肢麻木，僵硬，疼痛；⑤腰椎间盘突出，坐骨神经痛，四肢关节疼痛等伴麻木，蚁行感，怕冷，遇冷加重；⑥皮肤病：感觉减退，硬皮病，荨麻疹；⑦糖尿病坏疽、静脉曲张、静脉血栓；⑧四肢冰凉，雷诺综合征；⑨头面疾病：面神经炎，口眼㖞斜，中风后遗症，痿症；⑩产后身痛、自汗盗汗、抽筋、麻木、四肢痿软无力。

【运用感悟】黄芪桂枝五物汤适用于以肢体麻木、浮肿、疲劳为临床特征的虚性体质，大多伴有代谢紊乱并有血管病变。广泛用于老年人及糖尿病患者，骨关节病、肥胖、肾病、贫血患者等。

【禁忌证】虚寒证：舌质白，舌苔白，舌边齿痕，易腹泻，怕冷，四肢冰凉，胃脘冷痛。

【医案】案1：手麻木

田某，男，53岁，朔州人。2022年4月2日初诊。

主诉：两手麻木1年。

刻诊：两手麻木，无汗，怕冷，口干，饮水多，大便正常。舌质白，舌苔白，舌边齿痕，脉浮紧。

辨证：太阳太阴证。

处方：黄芪桂枝五物汤合熄风通络汤。黄芪15g，桂枝10g，白芍10g，生姜30g，大枣30g，香橼10g，钩藤15g，地龙10g，桑枝15g，佛手10g，枳壳10g，丝瓜络20g，木瓜10g，陈皮10g，天麻10g。3剂。水煎服。

2022年4月15日二诊：药后两手麻木较前好转，现头晕，手麻，口干，饮水多，舌质白，舌苔白，舌边齿痕，脉浮缓。辨证为太阳太阴证。上方继服3剂。

后记：服药 1 个月后碰到告知愈。

（张志伟医案）

案 2：产后身痛

宋某，31 岁，工人。1983 年 9 月 19 日初诊。

病史：患者于 1983 年 8 月 3 日人工流产后，阴道流血，持续 15 天，复去医院清宫，阴道流血停止。继之出现身痛伴有少腹冷痛。几经中西医诊治罔效而邀余治之。察舌质淡，苔白而根部厚，脉沉细无力，证属人工流产后气血两虚，后感外邪所致。

治法：补气血，佐以祛风。

处方：黄芪 30g，党参 15g，白术 12g，桂枝 15g，白芍 12g，当归 12g，熟地黄 15g，山茱萸 12g，杜仲 12g，附子 10g，秦艽 12g，陈皮 6g，生姜 9g，大枣（去核）10 枚。连续 5 诊，随症加减，共服药 15 剂，诸症消失而告痊愈，随访 6 年未复发。

程术芹．加味黄芪五物汤治疗产后身痛 106 例临床观察 [J].

时珍国医国药，1999（2）：59-60.

三、健肝乐颗粒

【来源】《伤寒论》芍药甘草汤。

【组成】芍药，甘草。

【服用方法】开水冲服，每次 15g，每日 2 次，12 岁以下小儿酌减或遵医嘱。

【辨证要点】①体瘦，面暗无光，皮肤干而粗糙；②眼干，口舌干燥，咽喉干，手腿抽筋，心烦失眠，小便短少，大便干结；③舌体瘦小无津，舌红，苔黄，脉数无力。

【临床运用】①痉挛性疼痛：抽筋，腹痛，胃溃疡，胆绞痛，胆囊炎等；②养阴生津；③养血活血：胃痛、血尿；④便秘；⑤缓急：剧烈咳嗽，气喘，尿频尿急；⑥肝胆病；⑦男性睾丸痛；⑧头痛，颈椎病，腰椎病，关节炎；⑨输尿管结石痛；⑩磨牙；⑪神经性疼痛：如三叉神经痛、带状疱疹引起的肋间神经痛、糖尿病神经病变所致的疼痛与麻木、坐骨神经痛、牙痛；⑫不自主性、异常兴奋性疾病：如顽固性呃逆、不安腿综合征、小儿睡中磨牙症、颜面肌抽搐、眼睑痉挛、帕金森病、书写震颤症、小舞蹈症、心房颤动、小肠咳（咳而矢气）、小儿夜啼、小儿遗尿症、马钱子中毒；⑬血证：如血小板减少性紫癜、过敏性紫癜、上消化道出血、支气管扩张咯血、鼻衄。

【运用感悟】芍药甘草汤具有养阴舒筋、缓急止痛的功效，适用于阴液耗损不能濡养筋脉而造成的挛急、筋缓诸证。健肝乐颗粒有中药吗啡之称，"镇上下内外之痛"。芍药是阳明药，有"小大黄"之称，虚寒性疼痛，可用芍药甘草汤加附子，便秘加大芍药剂量并加当归。顽固性咳嗽时咳嗽方中加入芍药甘草汤、旋覆花效果好。肝胆疾病加用大柴胡汤。

【禁忌证】四肢厥冷，脉沉而迟，喜热怕冷筋挛急症。

【医案】腿痛

患者，女，48岁。2018年10月21日初诊。

病史：左腿疼痛剧烈2周，无法行走，弓着身子由家人搀扶来诊。自诉疼痛难忍，坐也不是，站也不是。某医院CT示腰椎退变，第一骶椎腰化，腰椎间盘突出。考虑手术治疗。患者不愿手术，寻求中医治疗。患者干瘦，腰腹部肌肉坚紧，以后腰部为明显，扪之坚硬如一块铁板。

处方：生白芍60g，生甘草15g。5剂。

患者拿到处方后，又折返，面露疑色问："就两味药？能有效吗？"我笑答："不妨一试！"

2018年10月28日复诊：药后疼痛大减，静坐时已不痛，已可行走，唯行走时仍有痛感，患者与家属喜形于色，连连称奇。扪之其后腰部肌肉坚紧有所缓解。

处方：原方加量生白芍100g，生甘草20g，10剂，5-2服法（即服5天，停2天）。

2018年11月4日三诊：疼痛已缓解，坐、行无碍，药后有轻微腹泻。告之原已绝经半年，例假又至，原经血暗黑，而此次颜色鲜红。

黄煌.黄煌经方基层医生读本[M].北京：
中国中医药出版社，2020：236.

四、独活寄生丸

【来源】《备急千金药方》独活寄生丸。

【组成】白芍、川芎、当归、党参、独活、杜仲、防风、茯苓、甘草、牛膝、秦艽、肉桂、桑寄生、熟地黄、细辛。

【服用方法】口服。每次1丸，每日2次。

【辨证要点】①腰背下肢冷，面淡；②腰痛，腰膝酸软，关节不能屈伸，麻木，局部怕冷，怕风，阴雨天加重；③舌质淡，舌苔白，脉沉弱无力。

【临床运用】①腰痛：风湿性坐骨神经痛、腰肌劳损、骨质增生症；②慢性关节炎、风湿性关节炎、类风湿关节炎、小儿麻痹。

【运用感悟】汤剂，独活要重用，30～60g。

【禁忌证】凡湿热痹证，关节红肿热痛，小便黄赤，舌苔黄腻等症不宜使用。

【医案】**案1：腰腿痛**

侯某，65岁，女，绵阳小枧镇人。2015年10月20日初诊。

主诉：经常腰腿隐痛。

刻诊：体质中等，面黄黑，痛苦面容。腰部隐隐作痛，间断发生，尤其是天冷和劳累过度后易发，休息后缓解，春夏缓解，秋冬加重。不发热，不恶寒，爱出汗，人疲倦，没有精神，心悸，爪甲干枯，舌质淡红，舌苔淡白，脉沉细无力。

辨证：太阳少阴津血亏虚证。

处方：《千金》独活寄生汤加减。独活30g，桑寄生30g，秦艽20g，杜仲20g，怀牛膝30g，白细辛6g，茯苓15g，防风10g，川芎12g，甘草10g，当归15g，芍药20g，生地黄25g，桂枝10g。3剂。

10月25日二诊：感觉效果非常好，不愿意吃汤药，要求丸剂根治，6剂量做丸。

2016年1月5日三诊：再吃丸剂，生地黄换成熟地黄一剂，吃完后治愈，直到现在没有复发。

（邓文斌医案）

五、尪痹颗粒

【来源】《金匮要略》桂枝芍药知母汤。

【组成】生地黄、熟地黄、续断、附子（制）、独活、骨碎补、桂枝、淫羊藿、防风、威灵仙、皂角刺、羊骨、白芍、狗脊（制）、知母、伸筋草、红花。

【服用方法】开水冲服，每次6g，每日3次。

【辨证要点】①关节疼痛，伴有关节肿胀、变形；②恶寒，发热，有汗或无汗，口干，小便黄，大便干；③身体消瘦，头昏头晕，面暗黄，眼睑或四肢浮肿；④舌质红，舌苔薄黄，脉浮数而有力。

【临床运用】①风湿，类风湿，肩周炎，坐骨神经痛，痛风，骨质增生；②下肢静脉血栓，结节红斑，银屑病，荨麻疹。

【医案】案1：痹证

王某，女，74岁。2018年5月26日初诊。

刻诊：近月来小腿刺痛，可放射至足心，下肢畏寒，轻度水肿，腰时冷，沉重感，小腿时痉挛，左侧较右侧明显，大便调，食欲可，舌质淡红苔薄白，脉滑略数。

辨证：寒湿阻络。

处方：桂枝芍药知母汤化裁。桂枝10g，白芍20g，知母10g，生麻黄5g，炙附子10g，苍术10g，白术10g，炙甘草10g，防风10g，细辛4g，当归10g，透骨草30g，伸筋草30g，牛膝20g，生薏苡仁20g。7剂。水煎服，分两次温服。嘱避寒湿，忌生冷。

6月2日复诊：服药后疼痛大减，水肿除，下肢仍怕冷，舌质淡略暗，苔根部薄黄，脉滑略数，余无不适。守方继服。守方再服 10 余剂，上述症状消失，随访至今未发。

石少华，许宗颖，于瀚，等．桂枝芍药知母汤方证解析 [J]．中医药学报，2019，47（3）：27-28.

案2：痹证

邹某，女，41 岁。2019 年 9 月 1 日于医院风湿科门诊就诊。

病史：自诉全身多关节恶风恶寒 1 年余，2018 年 2 月自然流产后出现臀部恶风恶寒，艾灸后稍有改善，2019 年 7 月受风后再次出现全身多关节游走性疼痛，伴恶风恶寒，右侧肘膝关节疼痛，恶寒甚，四肢困重，腹胀，乏力，眠差、入睡困难，大便日 1 次、质可，小便黄、有刺激性气味，月经量少，经期少腹凉、有血块，上热下寒。舌暗、边有齿痕，舌体胖大、苔薄白，脉弦。

处方：桂枝芍药知母汤。桂枝 15g，赤芍 30g，白芍 30g，苍术 30g，生白术 30g，知母 30g，生麻黄 10g，防风 10g，生姜 15g，制川乌 8g，制草乌 8g，生黄芪 30g，生蒲黄 30g，五灵脂 15g，炙甘草 10g，栀子 15g。14 剂。水煎服，日 1 剂，早晚分服。

方解：患者寒热错杂症状明显，方用桂枝芍药知母汤。经期少腹凉、有血块、舌暗示瘀血内停，四肢困重，脾失健运，苍术、白术联用加强燥湿健脾之功；白芍补血柔肝，赤芍活血化瘀，二者联用合失笑散活血祛瘀，通利血脉，治风先治血，血行风自灭；生黄芪 30g，重用补气药，一则产后痹以气血虚弱为本，气旺血行以治本，二则合用活血通络药，补气而不壅滞，活血又不伤正，合而用之，标本兼顾；栀子功效清心除烦。

9月15日二诊：恶寒、肘关节疼痛、腹胀、四肢困重好转，仍有周身怕凉、足跟凉，时有心悸，纳可，眠有改善，仍有入睡困难，大便稀，日1～2次，小便调，舌暗、苔根略腻，脉弦细。患者大便较前质稀，次数增加，上方去白芍、蒲黄、五灵脂、栀子；腹胀、四肢困重减轻，减苍术为15g，白术12g，黄精15g，以补气养阴、健脾益肾；党参、麦冬、五味子为生脉饮方合用以养阴生津，缓解心悸气短；石菖蒲8g，远志8g，安神定志，开窍醒神；香附10g，玫瑰花10g，调和肝脾、理气解郁。

10月3日三诊：患者诉关节恶风恶寒症状明显减轻，关节疼痛程度、频率均较前改善，体力较前明显改善，无明显神疲乏力，自觉体型较前瘦，体质无明显变化，睡眠改善，舌暗、苔薄白、根略腻，脉弦。守方继服。

燕美彤，曹炜，果彤，等.曹炜教授桂枝芍药知母汤新用治疗产后痹寒热错杂证[J].吉林中医药，2020，40（5）：597-599.

第8章　常用的心脑血管系统中成药

一、参附强心丸

【来源】《经验方》。

【组成】人参、附片、桑白皮、猪苓、葶苈子、大黄。

【服用方法】口服。大蜜丸每次 2 丸，水蜜丸每次 5.4g，每日 2～3 次。

【辨证要点】眼睑浮肿、下肢浮肿，心悸、心慌，胸闷、气短，咳嗽咳喘，倦怠乏力、怕冷、四肢冰凉，精神差，腰膝酸软，小便清长、夜尿频多、脉沉细无力等症。

【临床应用】慢性心力衰竭、心房颤动等属心肾阳虚者。

【运用感悟】心衰后期不单纯属于心肾阳虚，亦有阳虚及阴，涉及阴阳两虚者，故可将参附强心丸与生脉饮合用。

方中主药人参、附子是回阳温阳治本之品，猪苓、桑白皮、葶苈子则可体现叶桂"通阳不在温，而在利小便"的学术思想。故临证治疗心衰一病当兼顾温阳与利小便。

【禁忌证】口干口苦、尿黄、舌红少苔等一派阴虚火旺纯热无寒者忌用。

【医案】咳嗽憋气

张某，男，66 岁。2018 年 6 月 19 日初诊。

主诉：咳嗽憋气半个月，加重伴水肿 1 周。

病史：患者 1 周前开始出现憋气加重，双下肢水肿逐渐明显，咳嗽喘息，纳少。入院症见急性面容，神志清楚，口唇无发绀，胸闷憋气，无明显胸痛，时有咳嗽喘息，喉中痰鸣难出，无发热，纳少，小便少，大便尚可，舌紫暗、苔黄厚，脉沉细。心率每分钟 104 次，呼吸每分钟 18 次，血压 105/80mmHg。双侧呼吸音粗，未闻及干湿性啰音，双下肢水肿（++）。心电图示：窦性心率，$V_2 \sim V_5$ 导联可见 Q 波，ST 段抬高，T 波倒置。西医诊断：冠状动脉粥样硬化性心脏病；急性冠脉综合征；心功能不全，心功能 1 级（killip 分级）；肺炎待查。中医诊断：胸痹心痛，痰瘀互结证。入院后以抗血小板，扩张冠状动脉，利尿，改善循环，抗感染治疗为主。治疗后见：患者喘息加重，双肺呼吸音粗，左上肺可闻及湿啰音，心率每分钟 80 次，节律不齐，可闻及早搏，血压 95/70mmHg。N 末端脑钠肽 4557ng/L，肌红蛋白 561ng/ml，磷酸激酶同 I 酶（CK － MB）29.2ng/ml，肌钙蛋白 0.401μg/L，氧分压（PO_2）107.0mmHg，二氧化碳分压（PCO_2）33.7mmHg，葡萄糖（cGlu）10.30mmol/L，乳酸浓度（cLac）3.30mmol/L；X 线检查：双肺炎性病变，心脏增大。考虑由急性心梗所致心衰。予新活素、多巴胺及其他对症治疗后仍有喘息明显，效果不佳。患者有脑梗死后遗症，家属放弃行再灌注治疗。因单纯西药治疗效果不佳，遂考虑在原治疗方案的基础上，加入中药汤剂。患者症见神志淡漠，面色苍白，自汗，四肢逆冷，咳嗽喘息，不能平卧，小便少，下肢水肿，舌淡暗、苔薄白，脉微。

辨证：正虚喘脱证。

治法：回阳固脱平喘。

处方：参附汤合人参蛤蚧散加减。红参 30g，附片 6g，酒五味子 10g，蛤蚧 1 对，熟地黄 20g。4 剂。水煎，每日 1 剂，早晚 2 次分服。

患者服用 4 剂后喘息减轻，下肢水肿减轻，心率每分钟 85 次，血压 100/80mmHg。治疗有效，故继续行中西药结合治疗，并据病情变化调整方药。症见：精神好转，肢体转温，汗出大减，喘息减轻，仍有下肢水肿，小便不利，舌淡、苔白滑，脉弦滑。急症转缓，现以"正虚喘脱"为辅，"阳虚饮停"为主。治以益气温阳、利水平喘，故在前方的基础上保留人参、蛤蚧、熟地黄、附子，去五味子，配伍黄芪、肉桂、猪苓、茯苓，并调整各药用量，以增其益气温阳利水之效。遂调整方药如下。

处方：红参 20g，黄芪 20g，蛤蚧 1 对，附片（先煎）10g，肉桂 6g，熟地黄 20g，猪苓 10g，茯苓 10g。连服 4 剂而诸症平稳，续调治 3 天，缓解出院。

吴朝，林国华，汪涛 . 人参蛤蚧散合参附汤治疗急性心梗致心衰 1 例 [J]. 湖南中医杂志，2019，35（10）：90-91.

二、脉络宁颗粒

【来源】《验方新编》四妙勇安汤。

【组成】牛膝、玄参、石斛、金银花。

【服用方法】冲服。每次 10g，每日 3 次。

【辨证要点】肢体局部肿胀、疼痛、烧灼感、间歇性跛行、静息痛等，皮肤色泽紫暗、皮肤温度升高，面色及口唇紫暗、口干口渴、但欲漱水不欲咽、大便干燥、小便短黄、舌质红舌苔薄黄或黄燥。

【临床应用】下肢静脉曲张，血栓闭塞性脉管炎，Ⅰ、Ⅱ期动脉硬化性闭塞症，下肢静脉血栓属阴虚瘀热者。

【运用感悟】本方清热养阴、活血化瘀，类似黄煌老师的四味健步汤。对于病机属虚寒不荣者，可选用当归四逆汤；寒热错杂者，可选用四妙勇安汤合当归四逆汤。

【禁忌证】肢体冰凉、畏寒、泄泻等阳虚见症或寒热错杂见症者忌用。

【医案】案1：痹证

患者，女，58岁。2015年7月就诊。

病史：患者左膝关节肿痛不适1天，查彩超显示：左膝关节大量积液，量约300ml。骨科建议抽液并行关节腔药物注射治疗，患者因惧怕遂来诊治。症见：左膝关节肿痛不适，局部皮温稍高，但肤色正常，纳可，眠可，二便调，舌淡红，苔薄白，脉滑。

处方：四神煎。生黄芪120g，远志15g，牛膝30g，石斛45g，金银花30g。3剂。每剂每煎加水2500ml，先煎前四味至1000ml时再加入金银花，继煎至500ml，两次共煎1000ml，分两次温服，每日1剂。3剂药后，患者症状较前明显减轻，肿痛约减一半，继服前方5剂，尽剂而病愈。

李义松，李娟.四神煎治疗膝关节滑膜炎的体会[J].

中国民间疗法，2019，27（4）：26.

案2：痹证

患者，女，63 岁。2018 年 5 月就诊。

病史：患者双膝关节骨质增生病史 10 余年，平素有疼痛不适，某日晚间自觉双膝疼痛较平时加剧，但尚能活动，未在意亦未行任何处理，次日晨起后疼痛更甚，双膝肿大，活动受限，局部肤色及温度如常，舌淡红，苔薄白，脉沉缓。考虑为双膝关节急性滑膜炎。

处方：四神煎。生黄芪 240g，远志、牛膝各 90g，石斛 120g，金银花 30g。3 剂。每剂每煎加水 2500ml，白酒 50ml，先煎前四味至 1000ml 时再加入金银花，继煎至 500ml，两次共煎 1000ml，分两次温服，每日 1 剂。患者当日服药 1 剂，次日晨起双膝肿胀疼痛显减，已能外出，继服 2 剂后恢复如初。

李义松，李娟.四神煎治疗膝关节滑膜炎的体会 [J].

中国民间疗法，2019，27（04）：26.

三、冠心生脉丸

【来源】《千金药方》生脉饮加味。

【组成】人参、麦冬、五味子（醋炙）、丹参、赤芍、郁金、三七粉。

【服用方法】口服。每次 4～8g，每日 2 次。

【辨证要点】心慌心悸，胸部憋闷刺痛，脉律不齐，唇萎舌青，五心烦热，口干口渴，倦怠乏力，精神不振，自汗，小便短黄，舌红少苔或舌质紫暗，脉细数。

【临床应用】冠状动脉粥样硬化性心脏病，高血压性心脏病，风湿性心脏病，瓣膜性心脏病，心律失常属心气不足、心阴虚弱、心血瘀阻者。

【运用感悟】益气养阴，理气活血，适用于气阴两虚、血瘀阻脉型心脏病患者。

【禁忌证】腹泻腹胀、纳差、舌苔厚腻、舌苔白腻者忌用。

四、参松养心胶囊

【来源】《内外伤辨惑论》生脉饮。

【组成】人参、麦冬、山茱萸、桑寄生、土鳖虫、赤芍、黄连、五味子、龙骨、丹参、炒酸枣仁、甘松。

【服用方法】口服。每次2～4粒，每日3次。

【辨证要点】心悸、气短乏力、动则加剧，胸部闷痛，失眠多梦，盗汗，神倦懒言，五心烦热，口干口渴，自汗，精神不振伴口唇紫暗，嗳气，舌质紫暗，脉细而数。

【临床应用】冠心病室性期前收缩属气阴两虚，心络瘀阻证者。

【运用感悟】益气养阴，理气活血，适用于气阴两虚、血瘀阻脉型心脏病患者，与冠心生脉丸组方相似，不同点在于参松养心胶囊方中运用山茱萸、五味子、龙骨三味收敛固涩之品，适用于自汗较为明显的冠心病患者。

【禁忌证】腹泻腹胀、纳差、舌苔厚、舌苔白腻者忌用。

五、芪苈强心胶囊

【来源】《经验方》。

【组成】黄芪、人参、黑附子、丹参、葶苈子、泽泻、玉竹、桂枝、红花、香加皮、陈皮。

【服用方法】口服。每次4粒，每日3次。

【辨证要点】①黄芪体质，人胖面白，容易出汗，特别怕冷，皮肤肌肉松软，容易疲倦，四肢冰凉，下肢水肿；②心慌气短，胸闷，动则加剧，夜间不能平卧，心律不齐，下肢水肿，小便不利，肥胖面白，怕冷，四肢冰凉，疲倦，嗜睡，自汗，唇舌紫暗。

【临床应用】冠心病、高血压病所致轻、中度充血性心力衰竭证属阳气虚乏，络瘀水停证者。

【运用感悟】芪苈强心胶囊功效主治与参附强心丸相似，但芪苈强心胶囊利尿效果强于参附强心丸。

【禁忌证】口干口苦、尿黄、舌红少苔等一派阴虚火旺纯热无寒者忌用。

六、脑心通胶囊

【来源】《医林改错》补阳还五汤加味。

【组成】黄芪、赤芍、丹参、当归、川芎、桃仁、红花、醋乳香、醋没药、鸡血藤、牛膝、桂枝、桑枝、地龙、全蝎、水蛭。

【服用方法】口服。每次2～4粒，每日3次。

【辨证要点】胸痹心痛、胸闷、心悸、气短或头晕、口眼㖞斜、一侧肢体偏瘫伴面白，皮肤松软，怕风怕冷，疲倦乏力，容易浮肿，口唇紫暗，月经血块多，脉涩等症。

【临床应用】中风、中风后遗症，脑梗死、脑出血后遗症；冠心病心绞痛属气虚血滞、脉络瘀阻者。

【运用感悟】本方组方思想与王清任补阳还五汤相似。"大气一转，其气乃散"，黄芪既能补气，亦能散气，剂量运用宜大。辨证注重把握气虚与血瘀两方面。

【禁忌证】口干，五心烦热，舌红舌体瘦小，大便干燥，小便短黄，脉细而数等一派阴血火旺者禁用；头晕头昏、腹胀纳差，舌质红，舌苔厚腻等脾胃湿热者忌用。

【医案】案1：消渴、痹证

李某，男，53岁。2019年9月10日初诊。

主诉：双下肢麻木疼痛1年。

现病史：患者糖尿病病史10余年，现服用"二甲双胍缓释片0.5g，每日2次、盐酸吡格列酮片15mg，每日1次"控制血糖，未配合饮食及运动控制，平素规律监测血糖，血糖控制一般。1年前出现反复发作双下肢麻木疼痛，夜间尤甚，如蚁行感，纳一般，寐差，二便调。舌暗红，苔白，脉沉细。既往慢性胃炎15年，不规律服用"铝碳酸镁片、奥美拉唑钠肠溶片"抑酸护胃。

西医诊断：2型糖尿病周围神经病变，慢性胃炎。

中医诊断：消渴，痹证（气虚血瘀）。

治法：益气活血通络。

处方：补阳还五汤加减。北黄芪30g，赤芍12g，川芎

12g，归尾 8g，地龙 6g，桃仁 10g，红花 6g，杜仲 12g，川牛膝 12g，熟地黄 9g，山茱萸 9g，淮山药 9g。14 剂。水煎服，日 1 剂，分早晚两次饭后温服。

2019 年 9 月 26 日二诊：患者双下肢麻木疼痛缓解，舌暗红苔薄黄，脉沉细，诉大便干硬难排，已有 3 日未解，在原方基础上黄芪减量至 15g，加瓜蒌 30g，火麻仁 24g。待大便通畅后去瓜蒌，续服二诊方 2 周。2 周后患者诸症好转，予糖尿病饮食指导，嘱其积极控制血糖，定期监测，门诊随访。

胡光华. 周国英教授运用补阳还五汤治疗消渴痹证经验 [J].

中国民族民间医药，2021，30（23）：88-91.

案 2：消渴、痹证

陈某，男，67 岁。2020 年 7 月 7 日初诊。

主诉：四肢肢端麻木半年。

病史：患者糖尿病病史 8 年，目前予"格列齐特缓释片 60mg，每日 1 次；二甲双胍缓释片 0.5g，每日 2 次；阿卡波糖片 50mg，每日 3 次"控制血糖，平素未规律监测血糖，血糖控制不详。半年前出现肢体麻木，夜间明显，伴乏力，无关节肿胀变形，无活动不利，体重下降约 6kg，无易饥多食，无怕热、多汗。口干多饮、多尿，夜尿 2～3 次，四肢麻木，乏力，纳寐可，二便正常。查体：舌质暗红，舌下络脉曲张明显，苔薄白，脉细涩。

西医诊断：糖尿病周围神经病变。

中医诊断：消渴，痹证（气虚络瘀）。

治法：益气活血，化瘀通络。

处方：补阳还五汤加减。黄芪 24g，川芎 10g，当归尾 9g，地龙 15g，赤芍 9g，桃仁 15g，红花 6g，党参 15g，丹参 12g，白术 10g，生地黄 15g，郁金 9g，川牛膝 15g，黄精 15g，甘草 3g。14 剂。水煎日服 1 剂，分早晚两次饭后温服。

2020 年 7 月 23 日二诊：患者诉服药后四肢麻木好转，口干多饮、多尿改善，仍感乏力。舌质暗红，舌下络脉曲张，苔薄白，脉细。效不更方，守方续进，当归尾、桃仁、红花分别减量至 6g、10g、3g，使活血化瘀之力稍减，生地黄易熟地黄以补肾固本。续进 14 剂后患者肢麻减轻，嘱其加强血糖控制，门诊随访。

胡光华 . 周国英教授运用补阳还五汤治疗消渴痹证经验 [J].中国民族民间医药，2021，30（23）：88-91.

七、通心络胶囊

【来源】吴以岭院士方。

【组成】人参、水蛭、全蝎、赤芍、蝉蜕、土鳖虫、蜈蚣、檀香、降香、乳香（制）、酸枣仁（炒）、冰片。

【服用方法】口服。每次 2～4 粒，每日 3 次。

【辨证要点】胸部刺痛、闷痛、绞痛、压榨性疼痛，心悸，动则加剧，自汗，乏力，面色口唇紫暗，舌质紫暗，舌下络脉曲张，脉细涩或结代。

【临床应用】冠心病心绞痛，脑梗死后遗症属血瘀络阻者。

【运用感悟】通心络胶囊，顾名思义，适用于心脏病患者久病入络，心络瘀阻者，病程较长，病位较深者。

【禁忌证】出血性疾病、孕妇及妇女经期及阴虚火旺型中风者忌用。

【医案】陈发性胸痛

薛某，男，76 岁。2006 年 3 月 14 日就诊。

病史：阵发性胸痛反复发作 1 年余，经多次心电图检查，诊为冠心病心绞痛。有高血压病史 7 年。现胸痛每于活动后或情绪激动时发作，休息及服硝酸甘油可缓解，面色晦暗，胸闷心悸，失眠，腰酸腿软，双手指尖发暗，舌暗红，脉弦细涩。

处方：黄芪 30g，当归 15g，川芎 30g，酸枣仁 30g，杜仲 30g，仙茅 15g，淫羊藿 10g，田七 15g，葛根 30g，丹参 30g，地龙 10g，水蛭 15g，地鳖虫 15g。7 剂。水煎服。此方连服 1 个月，随访 3 个月胸痛未再发作。

华青．罗陆一运用虫类药的经验 [J].

江西中医药，2007（9）：7-8.

八、逐瘀通脉胶囊

【来源】《伤寒论》抵当汤。

【组成】水蛭、桃仁、虻虫、大黄。

【服用方法】口服。每次 2 粒，每日 3 次。

【辨证要点】面色紫暗，目眶紫暗，上嘴唇紫暗，舌质紫暗，舌下络脉怒张，固定部位的疼痛、胸胁胀满，健忘，夜间加重，月经不调、色紫暗，舌质紫暗，脉涩。

【临床应用】①癫痫、脑梗死、脑出血、骨质增生、前列腺增生、尿不尽、癃闭；②下肢静脉曲张；③腰椎间盘突出等属顽固性瘀血者；④适用于高黏血症、高脂血症、脑动脉硬化症、腔隙性脑梗死、脑血栓、冠心病、心绞痛、血栓性静脉炎、血栓闭塞性脉管炎、短暂性脑缺血、椎动脉型颈椎病、糖尿病、肝炎、结节性红斑等疾病。

【运用感悟】逐瘀通脉胶囊药物成分出自经方抵当汤，功善推陈出新，化瘀通脉，破癥瘕积聚，可去包块、肿瘤，痰核、瘰疬。

【禁忌证】血小板减少、凝血功能差、孕妇以及有出血倾向者忌用。

【医案】案1：癫证

患者，女，21岁。2004年12月21日初诊。

病史：患者因受聘工作受挫，于3个月前出现坐卧不宁、表情淡漠、默默不欲饮食、语言错乱。曾在某医院被诊断为"遗传性精神病"，中西医治疗3个月无效。现自觉手脚有不洁危害之物、饭中有毒物，常以水冲洗双手，而致双手龟裂、流血、拒绝进食，夜寐安，舌淡暗，苔薄白，脉沉细。

西医诊断：精神分裂症。

中医诊断：癫证（痰瘀阻窍型）。

处方：抵当汤合柴桂温胆定志汤加减。大黄10g，桃仁15g，水蛭10g，柴胡10g，黄芩10g，法半夏10g，石菖蒲30g，远志15g，茯苓30g，陈皮10g，竹茹10g，枳实10g，桂枝20g，连翘15g，通草10g，首乌藤15g，赤芍15g，炙甘草15g。水煎服，每日1剂。

患者服药7剂后，上述症状明显好转，可进行正常对话，精神状态趋于正常，进食好转，洗手次数减少。前方去首乌藤，加郁金 15g。

2015 年 1 月 13 日再诊：患者现不欲进食，经常口吐唾液（自云吐出肥料），舌淡红，苔薄，脉弦滑。乃痰瘀已去，而脾虚气血不足，故上方去大黄、桃仁、水蛭、竹茹、枳实、连翘豁痰逐瘀之品，加炒白术 15g，党参 15g，龙骨（先煎）30g，牡蛎（先煎）30g，玄参 15g，柏子仁 15g。健脾养血安神。

经 2 个月调治，患者神志恢复正常，能正常生活学习。

王引弟．张智龙应用抵挡汤临床经验举隅 [J].
中国中医信息杂志，2011，18（5）：87.

案 2：痛经

患者，女，32 岁。2004 年 12 月 13 日初诊。

病史：有 10 年痛经史，患者于 3 个月前因经期感寒后出现小腹胀痛，得温则减，于某医院口服中药汤剂治疗 3 个月，症状未见好转。现少腹胀痛，得温则减，小便自利，大便日 1 次，纳食可，夜寐安，双乳胀痛，舌暗，苔黄微腻，脉沉紧。末次月经为 12 月 1 日。患者 14 岁初潮，37～42 天为一月经周期，每次 5～7 天。月经来潮前 3～5 天少腹部疼痛难忍，于某妇产科医院查妇科及 B 超未见异常。

西医诊断：痛经。

中医诊断：痛经（痰瘀互结型）。

处方：抵当汤加减。大黄 10g，桃仁 20g，水蛭 10g，益母草 30g，三棱 10g，莪术 10g，茯苓 30g，萹蓄 15g，瞿麦 15g，赤芍 15g，当归 20g，香附 10g，川牛膝 30g，车前子 20g，桂枝 20g。水煎服，每日 1 剂。

患者服药 3 剂后，少腹胀痛明显好转，双乳仍胀痛，纳食可，夜寐安，二便调，舌暗，苔微黄，脉沉。前方去三棱、莪术，加川楝子 10g。继服 14 剂。

2004 年 12 月 29 日再诊：患者近日乳房作胀，少腹胀满，舌暗红，苔白，脉弦细。此乃经期欲至，血瘀气滞之象，治当活血调经。

处方：大黄 10g，水蛭 10g，桃仁 20g，红花 20g，益母草 30g，三棱 15g，莪术 15g，赤芍 15g，当归 20g，川牛膝 30g，川楝子 15g，桂枝 20g，香附 10g，黄芪 30g。继服 7 剂。

2005 年 1 月 7 日续诊：患者服药后上述症状减轻，月经如期而至，无不适。

王引弟. 张智龙应用抵挡汤临床经验举隅 [J]. 中国中医信息杂志，2011，18（5）：87.

九、天麻钩藤颗粒

【来源】《小儿卫生总微论方》天麻钩藤汤。

【组成】天麻、钩藤、石决明、栀子、黄芩、牛膝、杜仲、益母草、桑寄生、首乌藤、茯苓。

【服用方法】开水冲服。每次 1 袋（5g），每日 3 次，或遵医嘱。

【辨证要点】用于肝阳上亢引气的头面部烘热、面赤、头痛、头晕耳鸣、眼花、腰膝酸软、肢体震颤，烦躁易怒，舌红苔黄，脉滑实。

【临床应用】高血压，焦虑症，失眠，头痛属肝肾阴虚、气火上逆者。

【运用感悟】临证切忌见高血压即投以天麻钩藤汤、天麻钩藤颗粒，当四诊合参、辨证论治。

【禁忌证】虚证，寒证，有水饮的病不用。表现为四肢冰凉、凹陷水肿、说话无力，舌质白、舌苔白、有齿痕脉沉细无力等虚寒证。

【医案】案 1：中风

王某，男，79 岁。2020 年 6 月 10 日初诊。

主诉：一过性意识障碍后反复眩晕 3 个月余。

病史：患者 3 个月前无明显诱因突发昏迷，送至外院抢救，1 小时后意识恢复。查头颅 MRI 示"左侧基底节区急性脑梗死"，诊断为脑梗死，予以对症治疗（具体不详）。患者 3 个月来持续性头昏，右腿行动不利，自觉乏力，无视物旋转，无恶心呕吐。既往史：高血压病 1 年余，平素服用苯磺酸氨氯地平片调控血压；有"房颤"病史多年，平素服用达比加群酯治疗。查体：血压 150/92mmHg；心率每分钟 92 次，律不齐；面色潮红；右下肢肌力为 4+；右下肢中度凹陷性水肿。刻诊：头昏，平素易燥热，大便时干时稀，小便正常，纳差，夜寐尚可，舌淡、苔黄腻，脉小弦，不正。

西医诊断：脑梗死，高血压，心房纤颤。

中医诊断：眩晕（肾虚水泛，肝阳上亢）。

治法：温肾利水，平肝息风。

处方：真武汤合天麻钩藤饮化裁。制附子（先煎）10g，白术 6g，茯苓 10g，赤芍 10g，天麻 10g，钩藤（后下）20g，菊花 6g，蔓荆子 10g，白蒺藜 10g，牡丹皮 10g，杏仁 10g，瓜蒌皮 10g，地龙 10g，杜仲 10g，怀牛膝 10g，桑寄生 10g，车前子 30g。7 剂。每日 1 剂，水煎，分早晚温服。

2020 年 6 月 17 日二诊：患者服药后头昏症状较前好转，右下肢水肿稍减轻，但仍为中度水肿。予初诊方去瓜蒌皮，加玉米须 30g。7 剂。

2020 年 6 月 24 日三诊：患者偶有头昏，夜寐欠安，右下肢呈轻度水肿。予二诊方去玉米须，加炒酸枣仁 10g，冬瓜皮 20g。7 剂。嘱患者监测血压，避免劳累。2 周后复诊，患者诸症减轻，继用三诊方调治，眩晕未再发作。

丁玲丽，黄小燕，陆艳. 李果烈治疗"水漂木浮"型眩晕之经验 [J]. 江苏中医药，2022，54（2）：26-28.

案 2：小儿多动症

陈某，女，11 岁，小学生。2002 年 2 月 21 日初诊。

家长代诉：西医诊断小儿多动症 3 年，曾经 MRI、脑电图、心电图、类风湿因子、血常规等检查无异常发现。诊见头歪向右侧且不由自主不停摆动，感觉双颊不适，常咧咀、皱眉、眨眼、啃双手指甲，好动，性情急躁，易怒，注意力不集中，坐立不安，形体消瘦，入睡困难，睡眠不安，记忆力差，纳差，大便偏干，面色萎黄，舌根青紫，舌瘦薄偏红，苔白少津，脉弦细无力。

中医诊断：小儿多动症。

辨证：脾虚肝旺、虚风内动。

治法：健脾养肝，平肝息风，清心安神。

处方：天麻钩藤饮合四君子汤加减。生石决明、生龙骨、珍珠母各 10g（另包）、党参、白术、朱茯神、酸枣仁、天麻、首乌藤各 10g，栀子、黄芩、牡丹皮、蝉蜕、甘草各 5g。每日

1 剂，水煎服分 3 次服，连服 10 剂，头部已不偏歪摆动，面部表情基本正常，睡眠正常，好动不安明显改善。

杨健武，张磊 . 天麻钩藤饮治验举隅 [J].

2002，25（4）：42–43.

十、川芎清脑颗粒

【来源】《寿世保元》清上蠲痛汤。.

【组成】川芎、当归、防风、白芷、麦冬、细辛、羌活、独活、苍术、菊花、蔓荆子、黄芩、甘草、生姜。

【服用方法】开水冲服。每次 1 袋，每日 3 次。

【辨证要点】凡头痛，不论左右、上下、新久等剧烈顽固的头痛。《寿世保元》言："为一切顽固性头痛主方，不问左右、偏正、新久皆效。"

【临床应用】顽固性头痛、慢性头痛、三叉神经痛、偏头痛，上颚头痛，脑肿瘤引起的头痛、月经期头痛等属风寒湿或夹瘀夹热者。

【运用感悟】川芎清脑颗粒功善祛风胜湿，疏肝活血，引气下行，逐水饮，清头部的血脂，用于风邪而致的头痛，气滞血瘀，水毒、内寒等。出自《寿世保元》的清上蠲痛汤，明代龚廷贤所拟，是根据川芎茶调散和羌活胜湿汤加减化裁而来。本方寒温并用，攻补兼施，适用于多种病因病机所致的各种类型头痛。

【禁忌证】血虚、气虚、肝肾阴亏及肝阳上亢者禁用。

【医案】案 1：三叉神经痛

主因右侧牙痛、右侧偏头痛 1 周就诊。患者 1 年前曾在医院检查确诊为三叉神经痛，经治疗后好转。现右侧智齿疼痛，严重时牵引右侧脸部头侧部疼痛，汗出正常，口中和，胃脘痞满，腹部怕凉，下肢发凉，眠差，二便正常，舌质白，舌苔黄，脉浮数。

处方：清上蠲痛汤加减。川芎 15g，麦冬 10g，白芷 10g，当归 10g，羌活 10g，独活 10g，防风 10g，蔓荆子 15g，甘草 6g，菊花 15g，细辛 6g，苍术 10g，陈皮 15g，厚朴 10g。5 剂水煎服。

二诊：牙痛，右侧头痛均减轻，舌质白，舌苔黄，脉浮数。上方药物继服 5 剂后，愈。

（张志伟医案）

案 2：鼻鼽

肖某，男，27 岁，程序员。2015 年 10 月 18 日初诊。初诊时见患者面色苍白，言语无力，10 月已着厚衣，体型偏瘦，患者自诉反复性鼻塞，晨起或遇冷喷嚏重，清涕多，发作时咽喉发紧干涩，偶有胸闷，平素畏冷，手脚冰凉，曾多次治疗，症状改善后又反复发作，无明显季节性，但多发于季节转换及天气转凉时。舌淡，苔薄白，脉浮。

处方：川芎茶调散加减。川芎 10g，荆芥 10g，白芷 5g，羌活 10g，生甘草 6g，防风 10g，山药 20g，乌梅 20g，黄芪 20g，桂枝 15g，麻黄 5g。嘱患者每日 1 剂，连服 6 剂。

6 日后复诊：患者清涕量减少，鼻塞症状基本消失，但晨起仍有喷嚏，四肢略温，仍怕冷，自诉最近食欲不振，仍选用川芎茶调散为基本方加减，拟方如下。

处方：川芎 10g，荆芥 10g，白芷 5g，羌活 10g，生甘草

6g，防风 10g，山药 20g，乌梅 20g，黄芪 20g，姜厚朴 10g，青果 10g，藿香 10g，浮小麦 10g。继服 6 剂，诸症皆除。嘱患者平时多运动，规律作息饮食，畅情志，避风寒。

袁书贤，张慧敏，张勤修 . 张勤修教授运用川芎茶调散治疗变应性鼻炎医案分析 [J]. 亚太传统医药，2018，14（3）：112-113.